罗飞宏　主编

读懂孩子生长发育"天书"
儿童内分泌和遗传问题解密

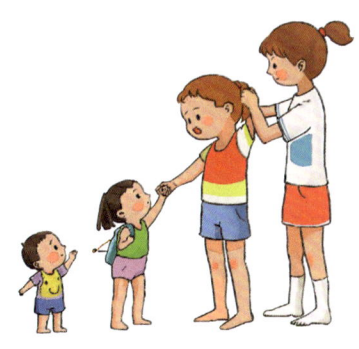

上海科学技术出版社

图书在版编目（CIP）数据

读懂孩子生长发育"天书"：儿童内分泌和遗传问题解密 / 罗飞宏主编. -- 上海：上海科学技术出版社，2025.8. -- ISBN 978-7-5478-7189-8

Ⅰ. R725.8-44

中国国家版本馆CIP数据核字第2025U9E416号

读懂孩子生长发育"天书"：儿童内分泌和遗传问题解密
罗飞宏　主编

上海世纪出版（集团）有限公司
上海科学技术出版社　出版、发行
（上海市闵行区号景路159弄A座9F-10F）
邮政编码 201101　www.sstp.cn
上海展强印刷有限公司印刷
开本 787×1092　1/16　印张 12
字数：173千字
2025年8月第1版　2025年8月第1次印刷
ISBN 978-7-5478-7189-8/R·3288
定价：78.00元

本书如有缺页、错装或坏损等严重质量问题，请向工厂联系调换电话：021-66366565

编委会

主　编

罗飞宏

副主编

章淼滢　徐　璇　黄晓燕　陈雨青　洪庆荣
方　昕　吴娟娟

编　委

万海英　王　斐　刘枫凤　许　莹　孙成君
李秋月　李晓静　杨　琳　吴玲静　吴　静
张其星　张振花　陈玉华　陈　铮　郑　宏
赵诸慧　施兴华　倪锦文　徐真然　奚　立
陶　业　黄海燕　康惠敏　董　莹　程若倩
曾娟娟　谢佳倩　谢　春　雷彩霞　裴　舟
郑章乾　陆　炜　李湘宏　王　华　王大连
刘　珍

序

从事儿科内分泌工作近 30 载,其间诊治了各种各样的疾病,包括先天的或后天的,日复一日。家长们问了数不清的问题,但问得最多的还是关于孩子的生长发育问题。

生命伊始,每个孩子的成长都是一段独特而神奇的旅程,每一个阶段都充满了变化和惊喜,但也可能充满烦恼和困惑;孩子的健康成长,无不寄托着长辈的殷殷期许,但成长的历程有时候也充满挑战,让年轻的父母们辗转反侧。

在这个充满奇迹的世界里,每个孩子都是独一无二的"小星星"。作为一名儿科内分泌医生,我有幸陪伴无数"小星星"的成长,见证他们从稚嫩的芽儿成长为参天大树。在这条充满挑战与喜悦的成长旅途中,我深刻感受到,科学知识不仅是指导,更是爱的传递!

每当我看到孩子们清澈的眼眸中闪烁着好奇和渴望,我的心便被深深地触动。我深知,作为他们的守护者,有责任用科学的力量,为他们的成长保驾护航。和我有着同样感受的,还有 37 位来自全国多地临床一线的儿科专家们,他们怀着同样的心情、同样的责任感,把积攒的临床经验、对知识的理解深深地融入了这本科普书中,可谓是尺素寸心。

本书从孕期写到青春期的"第一次",每一个瞬间都是生命乐章中不可或缺的部分。我们将这些瞬间串联起来,呈现一幅儿童生长发育的全景图。我希望,当大家翻阅这些篇章时,能够感受到那份来自心底的温柔和力量。

时间总在不经意间悄然流逝。回首往昔,那些在病床前、实验室里、教室里度过的日日夜夜,如同一部厚重的史诗,记录着无数孩子成长的足迹,也映照出我作为一名医生、一个普通人的成长历程。

愿这本书,如同时间的礼赞,记录着孩子们共同走过或即将要走的岁月,成为照亮孩子们健康成长历程的点点繁星。

复旦大学附属儿科医院教授、主任医师
罗飞宏

前　　言

亲爱的年轻父母们，当您开始踏上这段奇妙的育儿之旅，从准备迎接小宝贝的那一刻起，本书将如一位温暖的伙伴陪伴在您的身边。我们精心编排了内容，从孕期到孩子青春发育的每一个阶段，为您揭开孩子在成长过程中可能遇到的各种奥秘。

为了让内容更加贴近您的实际需求，本书的许多文章都以医生们在日常工作中遇到的真实案例作为起点，让您在阅读时仿佛听到医生的亲切解答。部分文章的结尾，我们还特意准备了"温馨小贴士"，用通俗易懂的语言，总结关键信息，帮助大家轻松掌握育儿的精髓。

第一章深入探讨了孕期和宝宝成长的各个阶段，影响宝宝身高增长的多种因素。内容涵盖了宝妈和宝爸的健康状况、宝宝在子宫内的成长环境，如何影响宝宝的生长发育等。此外，还揭示了如何通过观察宝宝的生长发育规律来预测未来的身高，提供了关于宝宝的营养需求和可能需要医疗干预的信号等实用信息。

第二章聚焦于宝宝生长发育的内在调控机制，特别是内分泌腺体的作用。讲述了性早熟、青春期发育等关键概念，并探讨了如何识别和应对异常情况，还提供了如何预防和处理早发育问题的医疗建议。

第三章讨论了宝宝体重与身高增长之间的关系，包括如何判断宝宝的体重是否适宜、肥胖可能带来的健康风险及肥胖相关的遗传和代谢问题，以及如何通过饮食和运动来管理儿童体重的建议。

第四章介绍了遗传代谢病的基本概念、危害及治疗方法，讨论了如何预防这些疾病，并提供了关于基因检测和有遗传缺陷家庭如何孕育健康宝宝等实用信息。

亲爱的朋友们，虽然这本书汇集了我们临床一线儿科医生和专家们的丰富经验，但我们深知，在这个瞬息万变的世界，无论我们多么努力，总有一些细节可能被遗漏。如果您在阅读过程中有任何想法或建议，请不吝指出。我们将非常珍视每一条建议，因为它能够帮助我们不断进步，能让这本书更加完善，能更好地服务于每一位父母和他们的孩子。

目　　录

第一章　那些孩子生长的知识

孩子人生的起跑线 …………………………………… 002
1. 宝妈多大年龄生的孩子更健康 …………………… 002
2. 宝妈的身体健康和孩子的健康有关系吗 ………… 004
3. 宝爸的身体状况会影响宝宝健康吗 ……………… 005
4. 宝宝在子宫内靠什么长大 ………………………… 007
5. 出生时就小个，什么时候需要干预 ……………… 008
6. 宝宝 1 岁不到，居然也有青春期 ………………… 010

孩子生长发育规律的密码 …………………………… 012
7. 揭秘一下什么是生长板 …………………………… 012
8. 认识骨龄，了解骨龄 ……………………………… 013
9. 谁动了孩子的骨龄 ………………………………… 015
10. 孩子长高历经哪些阶段 …………………………… 016
11. 宝宝能长多高可以预测吗 ………………………… 017
12. "生命早期 1 000 天"真的很重要 ………………… 018
13. 为什么睡眠会影响身高 …………………………… 020
14. 运动与身高的关系 ………………………………… 022
15. 孩子生长可能出现问题的预警信号 ……………… 023
16. 身材矮小会遗传吗 ………………………………… 024

17. 父母高，孩子一定会高吗 026
18. 我的孩子矮小，会不会是晚长 027

孩子长高需要营养帮忙 029

19. 营养真有那么重要吗 029
20. 孩子多吃肉，是不是营养就够了 031
21. 孩子不爱吃蔬菜，用维生素补充剂替代行吗 032
22. 听说孩子就像小树苗，多晒太阳能长高 034
23. 如何做到科学补钙 035
24. 如何看待增高益智类保健品 038
25. 您的孩子真的缺锌吗 040
26. 合理搭配营养促进孩子长高 041

这时可能需要看医生了 044

27. 孩子身材矮小，如何去医院就诊 044
28. 评估孩子生长激素水平有必要吗 046
29. 孩子身材矮小，就医时要做哪些检查 047
30. 身材矮小的孩子该怎么治疗 050
31. 得了佝偻病能治愈吗 051
32. 找不到原因的矮小，应该怎么办 053
33. 特纳综合征患儿可以像同龄小孩正常生长发育吗 054
34. 家里的人都矮，是不是就没办法长高了 055
35. 生长激素缺乏症，长大了会自愈吗 056
36. 孩子矮小，可能是得了罕见病 057
37. 甲状腺功能减退对生长发育影响大吗 058
38. 爸妈是"桥本"，孩子需要注意什么 060
39. 宝宝脾气暴躁，真的只是性格问题吗 061
40. 孩子经常骨折是有什么问题吗 063

第二章　那些孩子发育的知识

孩子真的开始发育了吗 …………………………………………… 066
- 41. 内分泌腺体——调节身体的"隐形高手" ………………… 066
- 42. 甲状腺激素会影响生长发育吗 …………………………… 068
- 43. 生长激素在生长发育中有多重要 ………………………… 069
- 44. 性激素与生长发育有关系吗 ……………………………… 071
- 45. 青春期那点事儿 …………………………………………… 072
- 46. 孩子从小长得快,是好事还是坏事 ……………………… 075
- 47. 性早熟的影响很大吗 ……………………………………… 077
- 48. 男孩的乳房也会发育吗 …………………………………… 078

你听说的发育传说是真的吗 …………………………………… 081
- 49. 肥胖与性早熟有关系吗 …………………………………… 081
- 50. 青春期发育的早晚受什么影响 …………………………… 082
- 51. 孩子晚上睡觉开灯影响生长发育吗 ……………………… 083
- 52. 女孩的内裤上有红色分泌物是什么 ……………………… 084
- 53. 女孩的内裤上有分泌物是发育了吗 ……………………… 085
- 54. 女孩外阴有异味是没洗干净吗 …………………………… 086
- 55. 健康膳食,均衡多种,科学预防性早熟 ………………… 088
- 56. 女孩月经不规律正常吗 …………………………………… 089
- 57. 只要月经不来就能一直长高吗 …………………………… 091
- 58. 孩子经常上网看小说会影响发育吗 ……………………… 092
- 59. 听说肠道菌群也会影响发育 ……………………………… 093

这时可能是需要看医生了 ……………………………………… 095
- 60. 孩子早发育,应该如何就诊 ……………………………… 095
- 61. 早发育女孩接受B超检查很有必要 ……………………… 096
- 62. 为什么要进行促性腺激素释放激素激发试验 …………… 096

63. 孩子早发育，还要做哪些相关检查 098
64. 性早熟的孩子需要什么样的综合治疗方案 099
65. 认识中枢性性早熟 101
66. 快进展型青春发育——青春发育的一种特殊类型 102
67. 什么是单纯性乳腺早发育 103
68. 像"牛奶咖啡"一样的胎记是什么 104
69. 什么是先天性肾上腺皮质增生症 105
70. 脑子里的"肿瘤"也会引发性早熟 107
71. 青春期发育延迟需要重视 108
72. 卵巢上"囊"多了点就是病吗 110
73. 青春期痛经有办法吗 112
74. 月经为什么突然不来了 113
75. 什么原因会造成异常子宫出血 114

第三章　那些孩子体重的知识

孩子的体重真有那么重要吗 118
76. 宝宝正常生长每天需要多少能量 118
77. 正确对待宝宝的体重问题 121
78. 如何判断小孩是否营养不良 122
79. 如何判断孩子是否超重 127
80. 小时候胖点真的好吗 131

关于儿童肥胖的说法是真的吗 133
81. 肥胖也分不同类型 133
82. 脂肪细胞到底是敌是友 135
83. 肥胖儿童突然变瘦正常吗 136
84. 肥胖对孩子的肝脏有什么影响 137
85. 肥胖会影响女孩的月经吗 138

86. 睡眠与肥胖有关系吗 —————————————— 140
87. 肥胖会影响孩子的心理吗 ———————————— 141
88. 孩子减肥，应该怎么吃 ————————————— 143
89. 代餐和减肥药可以帮助减肥吗 —————————— 146
90. 肥胖儿童应该怎么运动 ————————————— 147

这时可能是需要看医生了 ·············· 148

91. 孩子肥胖，应该如何就医 ———————————— 148
92. 哪些肥胖的孩子需要基因检测 —————————— 150
93. 孩子肥胖，需要什么样的综合治疗方案 —————— 152
94. 为什么孩子脖子的皮肤总是黑黑的 ———————— 154
95. 儿童也会有"三高"吗 —————————————— 155
96. 肥胖会影响男孩发育吗 ————————————— 156
97. 肥胖会引起睡觉打呼吗 ————————————— 157
98. 肥胖会引起糖尿病吗 —————————————— 159
99. 孩子抵抗力差需警惕肥胖因素 —————————— 160
100. 突然变得贪吃，体重飙升是正常的吗 —————— 161
101. 肥胖的视障儿童 ———————————————— 163
102. 为什么"管住嘴"了还是管不住体重猛增 ———— 165

第四章　那些孩子遗传的知识

103. 遗传代谢病危害大 ——————————————— 168
104. 遗传代谢性骨病有哪些 ————————————— 170
105. 孩子先天性胆固醇高怎么办 ——————————— 171
106. 孩子先天性尿酸高怎么办 ———————————— 172
107. 为什么做了产检还是得了遗传病 ————————— 173
108. 家里没有遗传病患者，为什么孩子得了遗传病 —— 174
109. 已有孩子得了遗传病，还能生个健康孩子吗 ——— 175

第一章
那些孩子生长的知识

错过了这些知识,
可能真的会错过孩子长高、
长好的机会。

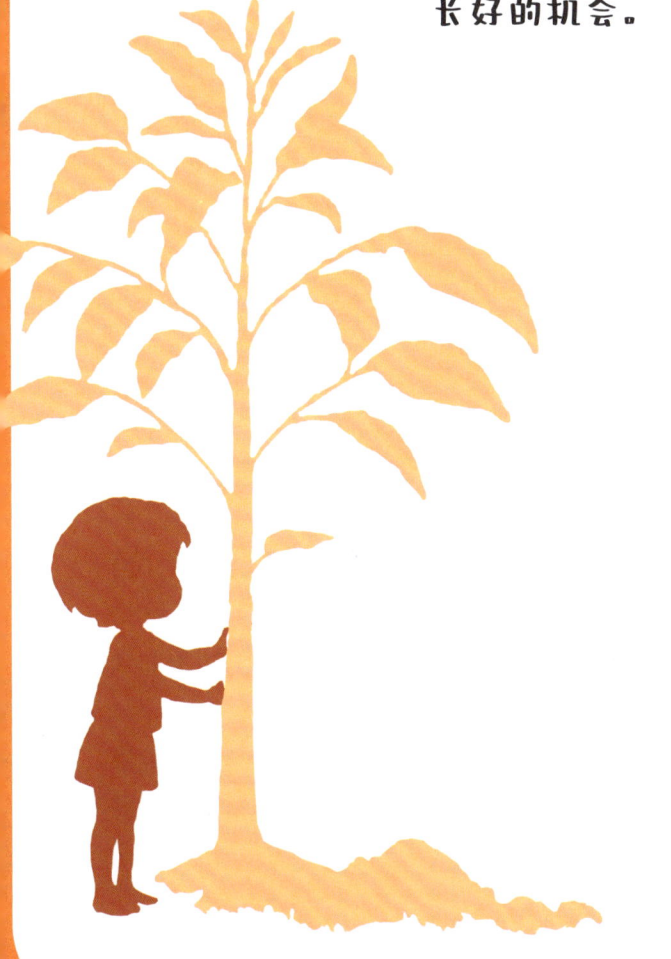

孩子人生的起跑线

1. 宝妈多大年龄生的孩子更健康

生活实例：红红是一名36岁的高龄孕妈妈，她在创业初期忙于工作，导致晚婚晚育。红红很焦虑，总在想：自己高龄了，宝宝是否健康聪明？会不会有畸形、遗传性疾病？要不要去做羊膜腔穿刺术？羊膜腔穿刺术会不会引起流产？好多问题困扰着红红。随着国家二孩、三孩政策的全面实施，越来越多像红红这样的孕妈妈加入高龄孕妇的行列，生育健康也面临着巨大的挑战。

女性的一生经历胎儿期、新生儿期、儿童期、青春期、性成熟期、绝经期、绝经后期七个阶段。性成熟期又称生育期，是卵巢生殖功能与内分泌功能最旺盛的时期。该期已形成规律的排卵周期，历时约30年。此阶段因个体差异、遗传、环境等多种因素而有所不同，随着发育年龄的提前，性成熟年龄已经早于传统的18岁。世界卫生组织对孕妇年龄分为3个阶段：10～19岁为青少年妊娠，20～34岁为适龄妊娠，≥35岁为高龄妊娠。20～34岁为女性最佳生育年龄段。临床上，≥35岁的孕妇即为高龄孕产妇。

女性一生中，一般只有400～500个卵泡发育成熟并排卵，随着年龄增长、周期性排卵，能发育成熟的卵子数量逐渐减少。35岁以后，伴随着年龄的增长、身体功能的下降，卵巢功能也会逐渐降低，胚胎质量可能下降，胎儿染色体异常、胎儿畸形、胎儿宫内生长受限、流产、早产及下一代的遗传性疾病等风险都增加，妊娠期合并症或并发症（如妊娠高血压、妊娠糖尿病等）风险增加，分娩时体力也不如以前，子宫收缩力、骨盆各韧带弹性变差，剖宫产的概率增加，因此高龄孕产妇归于高危管理。

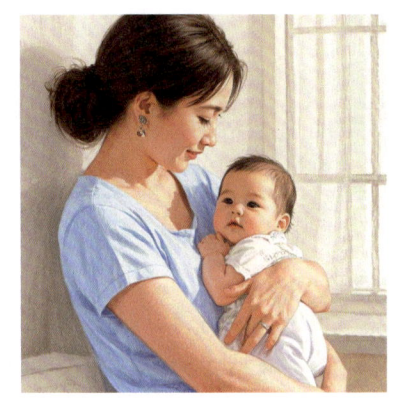

女性年龄≥35岁虽然为高危因素，但也不用太焦虑，只要做好以下备孕措施和孕期管理，同样可以拥有健康的宝宝。

- 健康评估：孕前保健（如体重管理，血糖、血压的监测），向遗传学专家咨询相关事宜。
- 补充叶酸：防止胎儿发生神经管缺陷。
- 高危因素筛查：尤其对子痫前期、糖尿病等高风险因素进行筛查、早期评估，做好防范措施，降低疾病的发生率。
- 做好产前筛查和诊断：孕期应重视产前检查，监测胎儿的发育状况，尽可能早发现、早诊断及早干预胎儿疾病。
- 日常合理膳食，保持良好的心态和生活习惯。

> **温馨小贴士**
>
> 有的家庭催促子女早生孩子，尤其在贫困地区，认为早生孩子身体恢复快，其实不然。青春期女性虽然具备生育能力，但全身各器官发育还不成熟，尤其生殖器官尚未发育完全，生育可能对母体及胎儿造成一定的伤害，例如胎儿畸形、胎儿宫内发育迟缓、早产等发生率明显增加。并且，过早生育会增加女性的心理压力，影响社会适应能力。此外，青春期女性为未成年，受到法律的保护。因此，并非越早生育越好，我们要加强对青少年性教育和生殖健康的普及和宣传，树立正确的生育观和健康意识。

2. 宝妈的身体健康和孩子的健康有关系吗

生活实例：果果怀孕5个月时，常常感到腿部抽筋，医生说这是因为体内缺钙引起的，建议多吃含钙的食物或补充钙片。于是她每天吃钙片，再加上每日三餐都摄入含钙量高的食物。一个月后，她抽筋的次数确实减少了。

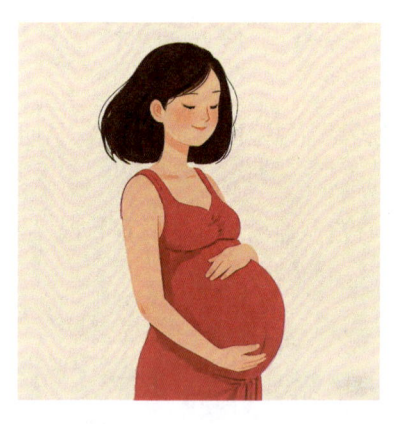

从受精卵着床那一刻开始，母亲的身体情况影响着孩子从胚胎发育到成长的整个过程。宝妈的身体健康与均衡的饮食、适当的锻炼、体重的控制、心理健康及戒烟戒酒等因素息息相关。

如果宝妈长期缺乏必要的营养，如蛋白质、维生素和矿物质等，可能会导致胎儿发育不良甚至畸形。如叶酸摄入不足可能会增加新生儿出现神经管缺陷的风险。但是，过量的营养也会对胎儿造成影响，比如胎盘无法阻止维生素A和钙这些物质的进入，只会全盘吸收。过量摄入会打乱胎儿对营养平衡的需求，可能会影响胎儿的正常发育甚至危害生命。

宝妈的体重也会对胎儿的健康产生影响。体重过重可能会导致妊娠糖尿病、妊娠高血压等并发症的风险增大，从而增加了婴儿出生时的健康风险；相反，体重过轻也会影响胎儿的生长发育。

宝妈的心理状态同样会影响胎儿的健康。如果宝妈长期处于压力过大或焦虑状态，可能会影响胎儿的大脑发育，增加儿童出现注意力不集中的风险。

尼古丁和酒精都可以通过胎盘进入胎儿体内，可能会引发胎儿出生后的学习困难、行为问题及各种身体疾病。

宝妈应该如何保持自身健康

(1) 均衡饮食

宝妈需要保证营养均衡，蛋白质、碳水化合物、脂肪、维生素和矿物质等都要摄入。特别是对胎儿发育极为重要的营养素，如叶酸、铁、钙和二十二碳六烯酸(DHA)等，要确保摄入充足。

(2) 适当运动

宝妈可以进行适度的运动，如散步、瑜伽、游泳等，以维持身体健康，并有助于缓解孕期不适。但要注意运动强度不宜过大，避免跌倒或撞伤腹部。

(3) 保持良好的心态

宝妈应保持乐观的心态，避免过度的压力和焦虑。可以通过阅读、听音乐、冥想等方式来放松心情。

(4) 避免接触有害物质

宝妈应当远离烟草、酒精、毒品、放射性物质和某些化学物质等有害物质。

(5) 保证充足的休息

宝妈应避免熬夜和过度劳累，定期进行产检以便及时发现和处理可能出现的问题。

总的来说，宝妈的健康就像是一道坚固的防线，在孕育生命的同时，呵护和强化自己的身体，让健康的胎儿在爱与关怀中茁壮成长。

3. 宝爸的身体状况会影响宝宝健康吗

宝爸从以下方面会影响宝宝的健康

(1) 遗传因素

研究发现，宝爸的遗传信息对胎儿的生长发育具有深远的影响。宝爸的生殖细胞从生精细胞发育成熟为精子的各个阶段都极为脆弱，容易受到外界环境的影响。一旦精子受到损害，即便勉强与卵子结合成为受精卵，也

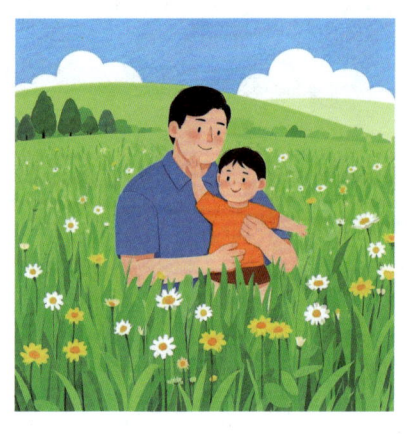

可能会导致胎儿发育障碍，增加宝妈流产和胎儿死亡的风险；即使受损的精子并未导致严重的后果，孩子出生后，其健康问题可能也给父母带来不安和困扰。更为具体的是，宝爸的基因中可能携带着某些疾病的易感性，这些遗传信息在传递给子女时，可能会增加他们罹患某些遗传性疾病的风险。例如一些因基因缺陷的心脏病可能由父亲遗传给儿子，使其患病概率增加。

(2) 生活习惯和饮食习惯

如果宝爸长期吸烟、饮酒或者饮食不规律，这些不良习惯不仅会影响自己的身体健康，还可能通过影响精子的质量而间接影响宝宝的健康。

(3) 心理状态

如果宝爸长期处于焦虑、抑郁等负面情绪中，这些情绪可能会通过影响宝妈的情绪状态而间接影响宝宝的健康。

(4) 其他因素

宝爸在宝宝出生后的照顾和陪伴也会对宝宝的健康产生积极影响。宝爸的参与可以增加宝宝的安全感，促进宝宝情感和智力的发育。同时，宝爸在照顾宝宝的过程中还可以学习到更多关于育儿的知识和技能，为宝宝的健康成长提供更好的保障。

那么，宝爸应如何维护自己的身体健康养成良好的生活习惯？

戒烟限酒，避免熬夜和久坐，保持适当的运动等，有助于提升身体素质和免疫力。此外，合理的饮食搭配也是维持身体健康的关键，多摄入新鲜的水果蔬菜，减少高脂、高糖、高盐食物的摄入，有助于提升精子的质量。注意远离环境污染，尽量避免接触大气污染和水源污染物，在选择食物时，尽量选择有机蔬果，避免农药和化肥的残留对身体健康造成影响。关注自己的生殖健康，性功能障碍、前列腺炎等生殖系统疾病都可能影响到精子的质量，进而影响到胎儿的健康。应定期进行身体检查，及时发现并治疗这些潜在的生殖健康问题。

此外，宝爸应保持良好的心理状态。轻松愉快的心情有助于提升身体的免疫力，减少疾病的发生。宝爸们可以通过运动、旅游、阅读等活动来放松心情，缓解压力。

> **温馨小贴士**
>
> 孕育新生命的过程中，父母双方都应该共同努力，做到身体健康、心理健康、生活方式健康，为新生命的诞生奠定坚实的健康基础。

4. 宝宝在子宫内靠什么长大

生活实例：大宝从幼儿园放学回家，兴高采烈地掏出一盒牛奶给妈妈，说："今天老师教会我们分享，这是我带给妈妈肚子里的妹妹喝的，希望她快快长大！"全家人听了哈哈大笑，妈妈说妹妹还没出生呢，喝不了牛奶。

宝宝在妈妈子宫里的大多数时间处于睡眠状态，此状态下一般是不会"吃东西"的。宝宝需要的营养物质主要是通过与准妈妈相连的胎盘来输送的，比如氨基酸、葡萄糖、维生素、各种微量元素等。准妈妈通过食物摄入营养物质，经过消化系统吸收后，进入血液循环，这些营养物质随着血液流动到子宫，通过胎盘传递给宝宝，而且这个输送是双向的，也就是说在给宝宝输送氧气和营养物质时，也会把宝宝产生的二氧化碳和其他代谢废物输送回准妈妈。因此，孕妇的饮食直接影响到宝宝获得的营养质量。

除此之外，宝宝在子宫内的生长发育还受到多种激素的调节。例如，人绒毛膜促性腺激素（HCG）能够促进胎盘的形成和发育；孕酮能够维持妊娠并促进胎儿器官的发育；雌激素能够调节母体的生理状态，为分娩做好准备。这些激素的共同作用，确保了宝宝在子宫内顺利成长。

总之,宝宝在子宫内的成长是一个由基因控制的复杂生物学过程。这个过程就像在一个豪华包间里,享受着美食、新鲜空气和清洁环境,宝宝成长的每一步都有着精心的营养供给和周到的母体照护。正是这些要素的共同作用,使得宝宝能够在妈妈的子宫里健康成长,最终妈妈的身体会分泌激素启动分娩过程,宫缩开始将宝宝推向世界,结束十个月的"豪华之旅",开始新的人生旅途,这是自然界中最令人惊叹的奇迹之一。

5. 出生时就小个,什么时候需要干预

生活实例:优优是个足月顺产的宝宝,出生体重 2.25 千克,比正常新生儿轻 0.5 千克;身长 47 厘米,比正常新生儿身长矮 3 厘米,从体重、身长角度上看明显是输在起跑线上了!优优妈妈在孕期每次产检做 B 超,医生都说优优长得比较小,腿骨也比较短。优优妈妈很着急,把优优精心喂养到 1 岁,带着她去医院检查,医生询问了优优出生时以及出生后生长情况,并做了全面检查,诊断优优为"小于胎龄儿"。

婴儿出生时若体重和(或)身长低于同胎龄婴儿平均体重和(或)身长 2 个标准差,医学上称为小于胎龄儿。

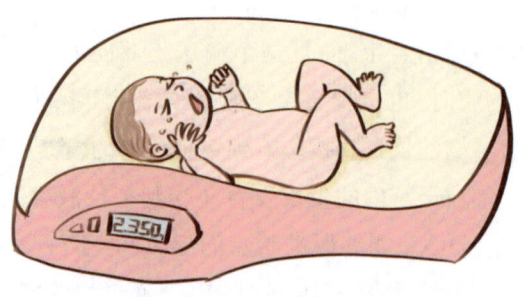

环境因素(污染、高海拔、营养缺乏等)、母体因素(产次、年龄、辅助生殖、多胎、孕期感染)、胎盘因素(胎盘老化、发育不良、胎位不正等)及胎儿因素(基因、染色体异常、感染等)等都会导致小于胎龄儿的发生,也有很多找不到任何原因的。此外,孕妇患有妊娠高血压、先兆子痫、营养不良、甲状腺功能减退症、慢性感染等,都是发生小于胎龄儿的高风险因素。

小于胎龄儿还要分为匀称型和非匀称型 2 种类型。

• 匀称型小于胎龄儿:体重、身长和头围成比例减少为匀称型小于胎龄儿,可能与先天性感染、畸形综合征、早期胎盘功能不全等缺陷有关。

• 非匀称型小于胎龄儿:体重小,但是头围正常,即头大而身体瘦弱为非匀称型小于胎龄儿,可能与妊娠晚期胎盘功能不全、骨骼发育不良等有关。

小于胎龄儿可能伴发其他疾病,部分孩子需要检查心脏、肾脏、甲状腺等是否发育正常;如果单纯长得慢,早期合理喂养就有可能帮助小于胎龄儿实现生长追赶。

约 80% 的小于胎龄儿在出生后 6 个月内开始追赶生长,85% 以上的小于胎龄儿在 2 岁内完成追赶生长,但仍有 10%~15% 的小于胎龄儿 2 岁时身高仍不能追赶上正常儿童,这部分孩子成年后身材矮小的可能性就很大;如果是早产儿,同时也是小于胎龄儿,完成追赶生长的时间可能会延迟到 4 岁。因此,小于胎龄儿需要定期监测身高和体重变化,了解孩子是否完成生长的追赶;若 3~4 岁仍然矮小,则需要进行干预治疗。

> **温馨小贴士**
>
> 小于胎龄儿不仅是新生儿期各种急性并发症的高危人群,还是儿童期生长发育迟缓、神经发育落后、青春期发育过早、成年期肥胖、糖尿病、代谢综合征等内分泌紊乱和心血管疾病的高危人群。小于胎龄儿需要全生命周期照护,早期监测生长情况、科学喂养,保持适当的生长速率。结合不同时期的特点,需要家长、儿童保健科、儿童内分泌科、营养科等多方共同合作,一起给予小于胎龄儿长期、综合的照护。

6. 宝宝 1 岁不到，居然也有青春期

生活实例：小艾是一名可爱的 9 月龄女宝宝，细心的妈妈在给她洗澡的时候发现孩子的右侧乳房变大了，可以摸到活动的肿块，赶紧带孩子去内分泌科就诊。医生询问了小艾的出生史、生后喂养、生长发育和疾病情况，以及妈妈的孕产史，做了详细的体格检查，告知小艾妈妈，孩子很可能是微小青春期，需要进一步做乳腺、子宫和卵巢的 B 超检查，以排除先天异常和疾病。

微小青春期是指男性从出生到 6 月龄、女性从出生到 3 岁的一个窗口期，在此期间体内性激素水平出现短暂的迅速上升，达到近似青春期的分泌水平，而后降低，与真正青春发育的过程极其类似，是未来青春期的预演，因而形象地称其为微小青春期或小青春期。

而性早熟是指性发育启动年龄显著提前。一般认为，女孩在 7.5 岁前出现明显的第二性征发育或 10 岁前出现月经初潮，男孩在 9 岁前出现第二性征，同时伴有生长加速，骨龄提前，阴毛/腋毛生长即为性早熟。而微小青春期是生命早期的一种生理现象，除了乳房轻度肿大外，无其他性发育征象出现。

微小青春期通常在孩子 2 岁内自然消退，不会对生长发育造成不良影响，一般不需要治疗。但是，部分微小青春期的孩子可能存在其他病因，若病因不去除，则症状不会消退，甚至有可能发展成性早熟。如果发生了性早熟，则会影响终身高，以及生殖和心理健康。因此，应注意对微小青春期孩子的追踪检查，定期进行复诊，随访性激素水平、性腺 B 超、生长速率、骨龄进展等，及时发现有无发生性早熟，并治疗潜在的疾病。

温馨小贴士

虽然微小青春期通常不需要干预治疗,但若存在生长加速、骨龄提前、女性婴幼儿乳房持续增大或男性婴幼儿阴茎粗长、乳晕和外生殖器色素沉着、多毛或出现阴毛/腋毛,B超检测发现子宫、卵巢(卵泡)或睾丸进行性增大,应引起家长的重视,要考虑性发育异常类疾病,需要前往医院进行详细检查,使患儿获得早期诊断与治疗。

孩子生长发育规律的密码

7. 揭秘一下什么是生长板

生活实例：16 岁的大男孩乔乔的身高似乎有一段时间没有变化了，妈妈担心乔乔有什么健康问题就带他去看医生。医生经过一系列问诊和查体，并拍了个骨龄片后，发现乔乔不是生病了，只是生长板已经闭合，这是正常成长过程阶段。听到这个消息，乔乔和妈妈同时松了一口气。

生长板也称为骨骺，是位于儿童和青少年骨骼中的软骨层，它们的存在是骨骼能够增长的主要原因。这些未硬化成熟的软骨层具有细胞分裂和增殖的能力，从而促进骨骼长度的增加。生长板是儿童和青少年生长发育中不可或缺的组成部分，它们负责骨骼的线性增长，直到成年期。

生长板主要由软骨细胞组成，这些细胞可以分为几个不同的区域。

- 静止区：这是生长板最靠近骨骺的部分，其中的细胞分裂较少。
- 增生区：在这一区域，软骨细胞复制的速度加快，促进骨骼长度的增加。
- 肥大区：软骨细胞停止分裂并开始增大，为随后的骨化过程做准备。
- 骨化区：随着个体年龄的增长，生长板逐渐被骨组织所替代，最终导致生长板的消失和骨骼生长的停止。

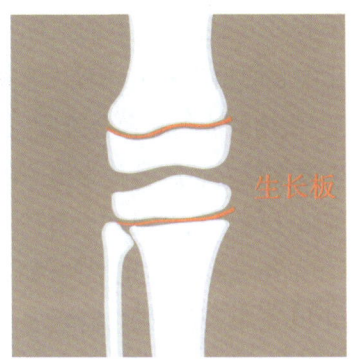
生长板

从出生到青春期,生长板一直在积极地分裂和增殖,促进骨骼的生长。随着青春期的到来和性激素的增加,生长板逐渐成熟并最终闭合,这意味着它们不再增长,骨骼也因此停止生长。对于女孩来说,通常发生在她们出现月经初潮后的2~3年;而男孩则可能在他们出现变声后的几年内。

生长板的健康对儿童和青少年的整体发育至关重要。任何影响生长板正常功能的因素,如营养不良、内分泌失调、遗传因素或生长板损伤,都可能导致生长发育异常。

因此,保持健康的饮食习惯、避免过度运动造成损伤,以及定期进行身体检查,对于确保孩子正常发育是非常重要的。

8. 认识骨龄,了解骨龄

生活实例:自小李10岁起,他的身高就像被施了魔法一样飞速增长,从"小不点"变成了"大高个"。小李今年14岁了,最近他发现自己的身高已经半年没明显的变化了。小李的妈妈也注意到了这一点,于是带着小李来到了医院。医生为小李检查了骨龄,检查结果显示骨骺已经完全闭合,这意味着他的身高不太可能再有明显的增长了。

骨龄是指儿童骨骼发育的年龄，与儿童的实际年龄并不一定相同。它是通过检测儿童骨骼骨化中心的出现和成熟程度来衡量的。在孩子的生长发育过程中，骨骼会经历一系列的成熟和融合阶段，这些阶段可以通过X线检查来观察和评估。医生通常以左手腕骨片为统一评判标准。

骨龄的测定对于了解孩子的生长状况和发育阶段非常重要。如果骨龄与实际年龄相符，那么孩子的生长发育是正常的；如果骨龄大于或小于实际年龄，意味着孩子可能存在生长发育的问题，需要进一步检查。

如果出现以下情况，建议进行骨龄检测。

- 身高发育迟缓：孩子的身高明显低于同龄儿童或与家庭遗传身高相比有显著差异。
- 性早熟或晚发育：女孩乳房发育早于7.5岁、男孩睾丸增大早于9岁称为性早熟，女孩13岁、男孩14岁性征尚未发育则称为晚发育。
- 肥胖问题：肥胖儿童的骨龄可能超前。
- 先天性或遗传性疾病：对于有先天性卵巢发育不全或其他遗传性疾病的孩子，骨龄检测可以帮助评估生长发育情况。
- 定期监测：建议在孩子的成长关键期，即3~15岁之间定期进行骨龄检测，以监测其生长发育状况。
- 特殊情况：如果家长对孩子的生长发育有特殊关注或疑虑，也可以咨询医生是否需要进行骨龄检测。

> **温馨小贴士**
>
> 骨龄主要用来了解孩子的生长潜力和发育状况，对于监测和诊断身高发育异常、性早熟及其他内分泌疾病至关重要。通过骨龄检测，可以判断孩子的生长发育是否正常，预测未来身高，并制订相应的治疗方案。

9. 谁动了孩子的骨龄

儿童骨骼的发育贯穿了全部生长发育期，其成熟程度与性发育密切相关。骨化开始点（骨化中心骨化点）与结束点（成熟状态）等在不同的性发育阶段具有不同的出现次序及与形态特点，据此推算出骨骼发育的年龄称为骨龄。骨龄代表的是发育年龄，比实际年龄更能反映人体骨骼的成熟度。

骨龄能较准确地反映生长发育水平和成熟程度，及早了解儿童的生长发育潜力，以及性成熟的趋势，可在一定程度上帮助预测儿童的成年终身高。超前或落后的骨龄对一些儿科内分泌疾病具有诊断意义，还可用来评估儿科内分泌临床用药的疗效。

目前国内外使用最多的方法是G-P法和TW3法。我国临床上多数采用G-P法，在科研方面多采用TW3法。正常情况下，骨龄与实际年龄的差别应在-1～+1岁，落后或超前过多即为异常。

导致骨龄提前的常见疾病有性早熟、先天性肾上腺皮质增生症、甲状腺功能亢进症、单纯性肥胖伴身材增长过快、卵巢颗粒细胞瘤、肾上腺肿瘤、儿童期巨脑畸形综合征（Sotos综合征）等。

导致骨龄落后的常见疾病有生长激素缺乏症、特纳综合征、甲状腺功能减退症、垂体功能减退症、性腺功能减退症、糖皮质激素过多、软骨发育不全、体质性青春发育延迟、先天性睾丸发育不全等。

> **温馨小贴士**
>
> 骨龄代表骨骼发育的程度，而影响生长板成熟、老化的因素较多。如果骨龄明显超前，不能简单地与性早熟画等号；同样，如果骨龄落后，也不能仅仅考虑生长激素缺乏，要仔细分析孩子的情况，综合考虑可能的原因。

10. 孩子长高历经哪些阶段

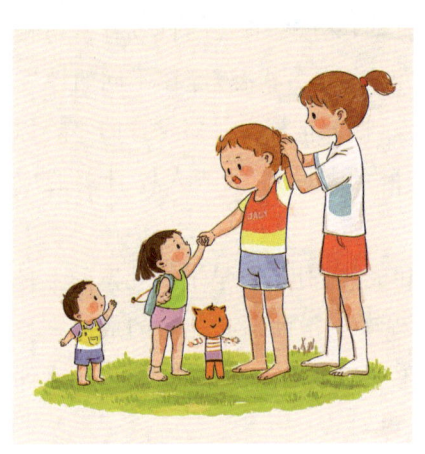

孩子的身高增长是一个持续的过程，主要经历以下几个重要阶段。

（1）胎儿期

胎儿期的生长速度非常快，从受精卵到出生平均身长 50 厘米。胎儿的遗传因素决定了其生长潜力，而环境因素（如母亲的营养、健康状况）直接影响这一潜力的实现。孕妇需要有充足的营养摄入，避免吸烟和饮酒，定期进行产检，确保胎儿健康成长。

（2）婴幼儿期（出生后至 3 岁）

婴儿出生后，前半年约长 15 厘米，后半年约长 10 厘米。保证充足的母乳或配方奶喂养，确保婴儿获得足够的营养。同时，还要确保婴儿有足够的睡眠，生长激素的分泌大都发生在深度睡眠期间，充足的睡眠对婴儿的身高增长尤为重要。鼓励婴儿适当地活动，如趴在家长身上进行游戏互动等，可以帮助婴儿肌肉和骨骼的发育，同时也刺激生长激素的产生，有助于促进长高。

2~3 岁时的生长速度比婴儿期慢，出生后第二年可长高 10~12 厘米，随后开始逐渐减慢。促进长高的方法包括均衡饮食，增加蛋白质、钙、铁等营养素的摄入，鼓励孩子每日进行活动和游戏，如跑步、跳跃、爬行等，特别是户外活动，以加强骨骼和肌肉的发育。

（3）学龄前期和学龄期（3 岁到青春期前）

这一阶段每年长高 5~7 厘米，孩子开始有更多的社交活动和体育锻炼。保持均衡饮食，摄入足够的钙和维生素 D 促进长高；进行规律的体育活动如游泳、跑步、跳绳等，不仅促进骨骼和肌肉的发育，还有助于提升孩子的社交技能和自信心；保证充足的睡眠。推荐幼儿每日的睡眠时长为 11~14

个小时,学龄前儿童 10～13 个小时,学龄期儿童 9～11 个小时,青少年 8～10 个小时。此外,需要减少孩子接触电子产品的时间,避免过度的糖分摄入和不健康的饮食习惯。

(4) 青春期

在这个阶段,孩子会经历第二次快速生长潮。目前我国男孩通常在 10～12 岁开始发育,整个青春期时长 4～5 年,共长高 25～28 厘米;女孩在 9～11 岁开始发育,整个青春期时长 3～4 年,共长高 20～25 厘米。因此,如果青春期开始的时候基础身高比较矮,会严重影响成年期身高。

此阶段继续保持营养均衡的饮食,增加蛋白质的摄入。维持适当的体育锻炼,促进骨骼和肌肉发育的同时,还有助于管理压力和改善情绪状态。吸烟、饮酒等不良习惯会对身体造成损害,影响正常的生长发育,需要避免。

> **温馨小贴士**
>
> 儿童的每个发育阶段都有其特定的生长特征和需求,家长们应该根据孩子的具体情况来调整饮食、睡眠和活动计划,以帮助他们达到最佳的生长潜能。除了日常的饮食和锻炼外,定期的身体检查也非常重要,以确保孩子的身体健康和适当的生长发育。

11. 宝宝能长多高可以预测吗

假设有一对父母,父亲身高 180 厘米,母亲身高 165 厘米,我们来预测他们的儿子和女儿的靶身高:

儿子的预测身高:[(180+165)/2]+6.5＝182.5 厘米
女儿的预测身高:[(180+165)/2]−6.5＝169.5 厘米

这是一种基于父母的身高来预测孩子终身高的简单方法,通常称为遗传法。这种方法是假设孩子的身高接近其父母身高的平均值,并根据孩子的性别做适当的调整。尽管该法有局限性,但快速、简便,可以帮助父母和医生初步了解孩子的生长发育趋势。对于要求精确预测孩子终身高的情况,建议采用更为详细的方法,如骨龄评估。

骨龄是通过X线检查孩子的手腕骨骼成熟度来评估的。手腕集中了大量的长骨、短骨和圆骨,反映了全身骨骼生长和成熟状况,而且检查方法简便,对人体的损害也微乎其微。利用骨龄推断孩子的发育情况,从而反映身体生长发育的状态,有助于了解孩子身高发育的潜力。骨龄与生物年龄相比可以更准确地预测孩子的成长潜力,可以帮助预测孩子的最终身高。如果骨龄超过实际年龄,则可能意味着儿童的生长速率将会提前减慢。

众多的研究表明,虽然遗传因素对身高有重要作用,但并不是主要作用,父母的身高对子女身高的影响占70%左右。后天的环境因素也是决定身高的重要因素,包括营养、睡眠、运动和心理等。当父母身高不理想时,更应该关注孩子成长的环境因素,尽早进行科学合理的干预;身高较高的父母也不能掉以轻心,需要定期监测孩子身高的生长情况,及时发现生长偏差并进行科学合理的干预。

12. "生命早期1000天"真的很重要

生活实例:1920年,在印度刚发现七八岁的狼孩卡玛拉时,她不懂得人类的任何事,花了很大力气都不能使她适应人类的生活方式。她两年后才会直立,六年后才艰难地学会独立行走,但快跑时还得四肢并用,到死也未能学会讲话。她死时估计在16岁左右,但其智力只相当于3岁左右的孩子。

在人类的发展过程中,"生命早期1000天"这个概念逐渐成了公共卫生和儿童发展研究领域的一个核心焦点。生命早期1000天是从孕期的第一天开始,一直持续到孩子2周岁结束。在这1000天内,孩子的大脑和身体快速发展,为其后期的健康和发育奠定基础。

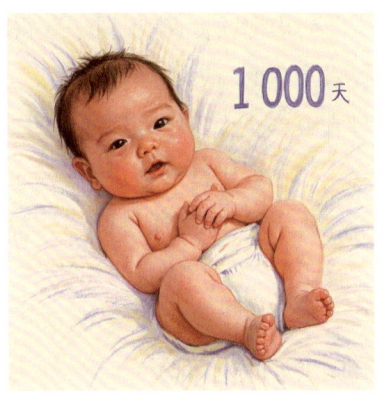

(1) 生理发展

在生命早期1000天里,孩子的身体迅速成长,大脑发育尤为迅速。这一时期,大脑的神经元以惊人的速度建立连接,为未来的学习、记忆和认知能力奠定基础。

(2) 认知发展

孩子在这一时期对周围世界的好奇心和探索欲望非常强烈,这是认知能力发展的关键时期。通过与环境的互动,孩子语言表达、解决问题和社交技能有所提升。

(3) 情感与社会发展

生命早期1000天是孩子建立安全感和信任感的关键时期。亲子关系的质量直接影响孩子的情感发展和社会适应能力。

(4) 营养的重要性

良好的营养支持是孩子健康成长的基石。在这一时期,孩子需要充足的蛋白质、维生素和矿物质来支持他们身体的快速发育。

影响"生命早期1000天"风险因素

营养不良	不仅影响孩子的生长发育,还可能对孩子认知和学习能力造成长期损害
环境风险	在这时期若暴露于有害环境因素,如烟草烟雾、污染物和有害化学物质,可能会对孩子的健康产生负面影响
家庭环境	家庭环境的稳定性、父母的教育水平和家庭经济状况都会影响孩子的早期发展
医疗保健	缺乏及时的医疗保健和预防性健康服务,可能会错过早期干预的关键时机

支持"生命早期1000天"的策略该从以下方面入手。

- 均衡饮食:确保孩子获得均衡的营养,特别是在生命的前两年,为他们提供丰富的营养物质。出生后,母乳喂养是婴儿获得营养的最佳方式,建议母乳喂养至少持续到婴儿6月龄。6月龄之后,在母乳喂养的基础上应引入安全和营养丰富的辅食。

- 亲子互动:通过阅读、游戏和日常对话,促进与孩子的积极互动,有益于孩子的认知和语言表达能力。

- 安全稳定的环境:为孩子提供一个安全、稳定的家庭环境,让他们感受到无条件的爱和支持。

- 定期进行体检:确保孩子定期接受健康体检,及时发现并解决可能出现的健康问题。

生命早期1 000天确实是孩子发展的关键时期,在这一时期内,孩子的生理、认知和情感发展都在快速进行,为他们的未来奠定了基础。通过科学的育儿方法、适当的社会支持和科学的政策干预,我们可以确保孩子在这关键阶段得到最好的发展机会。

13. 为什么睡眠会影响身高

生活实例:7岁的小明有些烦恼,他不明白为什么自己总是长不高,在同龄孩子中总是显得比较矮小。每天晚上睡觉前,小明总忍不住拿妈妈的手机玩游戏,常常玩到深夜才肯睡觉。渐渐地,小明晚上总是睡不着,即使躺在床上也辗转反侧,难以入眠。妈妈带小明去医院检查,医生告诉他们小明长不高的问题可能出在睡眠上。

生长激素是一种由脑垂体分泌的蛋白质激素,在促进骨骼、肌肉和内脏器官的生长中起着关键作用。生长激素每天不是均匀分泌的,而是呈脉冲式分泌,在深度睡眠阶段的分泌量最高。因此,充足的睡眠对于儿童和青少年的生长发育至关重要。

除此之外,睡眠对身高还有其他影响。

(1) 促进细胞再生

在睡眠过程中,身体会进行细胞修复和再生。这有助于维持身体各部位的正常功能,并确保骨骼和肌肉得到充分的营养和氧气供应。

(2) 调节身体功能

睡眠可以帮助身体调节各种生理功能,包括内分泌系统。这有助于确保身体各部分正常的生长发育。

(3) 营养吸收

良好的睡眠有助于提高身体对营养物质的吸收效率。例如深度睡眠期间,胰岛素的分泌增加,有助于身体吸收和利用糖分,为生长提供能量。

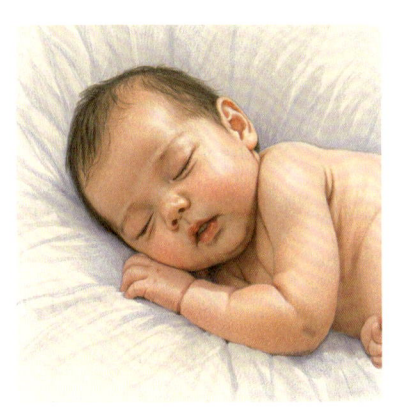

(4) 激素平衡

睡眠对于维持身体的激素平衡至关重要。例如缺乏睡眠可能会导致皮质醇水平上升,而皮质醇是一种应激激素,长期高水平会影响生长激素的作用。

(5) 神经系统发育

睡眠对于大脑和神经系统的发育非常重要。健康的神经系统可以更好地调节身体的各项功能,包括生长激素的分泌和细胞的修复。

保障孩子的睡眠质量要做到以下几点。

• 建立规律的作息时间:坚持每天(包括周末和假日)同一时间上床睡觉和起床,有助于调整孩子的生物钟,使其身体习惯于固定的作息时间。

• 创造舒适的睡眠环境:确保孩子的卧室安静、黑暗,维持适宜的温度。

• 限制屏幕时间:避免让孩子在睡前1个小时内使用电子设备,如手机、平板、电脑和电视。

• 注意饮食:避免孩子在晚上摄入咖啡因和高糖食物或饮料。

• 鼓励日间活动:保证孩子有足量的体育锻炼,有助于他们在夜间更好地入睡。

14. 运动与身高的关系

生活实例：丁丁是一个不爱运动的小朋友，每年体检都提示其身高中等偏下，每年身高增长5厘米左右。丁丁妈妈很不理解，觉得爸爸和她身高都是中等偏上，丁丁吃得也不错，睡得也挺早，怎么就偏矮了呢？医生详细询问了丁丁的情况后告诉丁丁妈妈，丁丁之所以长得慢，可能跟他运动太少有关系。

长高是因为长骨两端有一个骨骺软骨，专门负责骨骼生长。成长期骨骺软骨不断生长，骨骼不断增长，个子也就长高了。运动对长高的作用有多个方面。

- 促进骨骼生长：运动可以刺激骨骼生长，尤其是在青少年期，骨骼生长速率最快，此时进行适当的运动可以促进骨骼的生长，从而使身高增加。
- 促进生长激素分泌：运动有助于生长激素的分泌，从而促进身高的增长。
- 改善血液循环：运动可以促进血液循环，为骨骼和肌肉提供更多的营养和氧气，有助于骨骼和肌肉的生长。

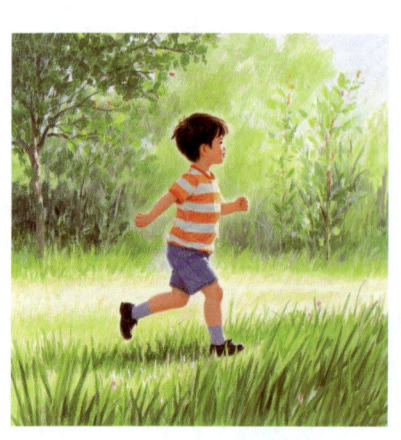

- 增强肌肉力量：运动可以增强肌肉力量，使身体更加挺拔，减少脊柱侧弯的发生风险。
- 提高睡眠质量：运动可以改善睡眠质量，有助于分泌更多的生长激素。

推荐有氧运动与拉伸运动相互配合。运动前最好先进行热身活动，防止肌肉拉伤。有氧运动的种类包括跳绳、游泳、慢跑、健步走、各种球类运动等，孩子可选择自己喜欢的，以免觉得单调无趣。

从促进长高的目的来说，更推荐纵向运动，比如跳起摸高、跳绳、打篮球等，对长骨骨骺板的刺激更强，长高效果更好。

运动对长高的帮助在于每天坚持，选择孩子可以坚持的方式，每天进行适量运动，根据孩子自身情况，循序渐进、慢慢增加次数及强度。

15. 孩子生长可能出现问题的预警信号

生活实例：妈妈观察到5岁的龙龙自从上幼儿园后，个子一直没怎么长，而幼儿园其他小朋友慢慢地都比他快高出一个头了。龙龙也常因为身高问题而不开心，怕被别人对比，经常拒绝和高个子同学一起玩耍。妈妈很担心，带龙龙去医院就诊，医生通过询问病史和一系列的评估后，告诉龙龙妈妈，龙龙现在体格发育已经明显落后了，达到矮小症的诊断标准了，体重也超重了，需要进一步检查。

孩子如果出现以下信号，家长就要提高警惕，密切关注，及时就医。

（1）身高的预警

正常儿童1岁时平均身长约75厘米，2岁时约87厘米，2岁以后至青春期前，每一年增长6～7厘米。如果每一年的身高增长低于5厘米，就是生长速率下降。同样，如果生长速率过快，尤其是身高突然猛增，可能是一些疾病的信号，例如性早熟，需要关注。

（2）体重的预警

孩子1岁时体重约为出生时的3倍（10千克），生后第2年体重增加2.5～3.5千克，2岁至青春前期体重增长减慢，年增长值约2千克。如果孩子的体重增加太多、太快，达到超重或肥胖的标准，或者长时间体重没有增加，甚至体重减轻，均提示孩子的生长发育可能出现问题，需要及时就医咨询。

(3) 关注孩子性征的发育

如果女孩在 7 岁半之前出现乳房发育，9 岁前出现阴毛、腋毛生长，或者阴道流血；男孩在 9 岁之前出现睾丸增大的现象，也提示性早熟可能。相反，如果到了青春期，没有出现第二性征的发育，也需要警惕青春期延迟的情况。

孩子的体格发育呈非匀速性生长，既有连续性，又有阶段性。影响孩子体格生长的因素很多，生长发育是遗传、营养、疾病、宫内发育情况及家庭社会环境等综合作用的结果，因此孩子的生长发育可能会有明显的个体差异。

日常要让孩子保持健康的饮食习惯，加强体育锻炼，保证充足的睡眠，尽量减少疾病的发生。在这个基础上，如果孩子的体格生长没有改善，尤其是对孩子的影响比较大时，必要时可以进行药物的干预。

> **温馨小贴士**
>
> 建议父母监测孩子的身高、体重，描绘身高-体重曲线图，借助曲线图，关注孩子的生长发育趋势。如发现孩子发育异常，建议进一步做标准化发育筛查，以便早评估、早诊断、早干预和早治疗，达到孩子生长发育的最佳状态。

16. 身材矮小会遗传吗

生活实例：小舟是个男孩子，他的爸爸身高 166.5 厘米，妈妈身高 154 厘米，小舟的身高从小在同龄人中就比较落后。现在他 9 岁了，身高只有 126 厘米，他的爸妈非常着急。

父母或家族的身高对下一代的生长发育的确起着重要作用,这一点毋庸置疑。但在实际生活中,个体的情况差别很大,身高差别也很大。身高除了遗传因素外,与后天的营养、运动、睡眠、环境、性发育开始的年龄及青春期持续时间长短等因素也有密切关系。俗话说"七分天注定,三分靠打拼",通过后天努力,孩子突破遗传影响,比父母长得高也是有可能的。

出现以下生长情况可能会影响孩子的遗传身高。

- 生长速率缓慢:学龄期每年身高增长低于 5 厘米,青春期每年身高增长低于 6 厘米。
- 性早熟:可以说是身高的"杀手",在孩子发生性早熟后,骨骺会提早闭合,导致身高的生长年限缩短,最终影响成年身高。
- 肥胖:不但会引起一些如高血压、糖尿病、脂肪肝等疾病,还会导致孩子骨龄提前及性早熟的发生率增加,最终影响孩子的身高。

若父母身高不高,孩子实现身高"逆袭"需要做到以下几点。

(1) 定期监测身高或骨龄

至少每 3 个月测量一次身高,做好记录,可以根据孩子的生长曲线图了解目前身高发育情况。

(2) 饮食均衡

饮食结构合理,营养要均衡,粗细搭配,食物多样化,并保证充足的优质蛋白质和钙的摄入。

(3) 适量运动

选择合适的运动项目,如跳绳、摸高、篮球、游泳、跑步等。坚持每天至少 30 分钟中高强度运动,刺激生长激素的分泌。

(4) 优质睡眠

充足、优质睡眠不仅能有效恢复精力,还能促进人体生长发育。尤其处于深度睡眠时,人体生长激素分泌达到峰值,帮助孩子长高。

(5) 保持愉悦心情

身高的增长很大程度上还受到情绪的影响,如果孩子长期处于低迷情绪状态,不仅会干扰深度睡眠,还会影响生长激素的分泌和营养物质的吸收。因此,家长要努力给孩子营造一个轻松温馨的家庭环境。

17. 父母高,孩子一定会高吗

生活实例:15 岁的航航身高 159 厘米,已经有喉结和少许胡须,因为身高不理想前来就诊。左手正位片显示骨龄 16.5 岁,骨骺基本闭合,没有生长的空间了。当医生问及家长为什么不早点带孩子来就诊时,妈妈说他们家里都是高个子,爸爸 175 厘米,妈妈 162 厘米,遗传身高也 175 厘米左右,家人一致认为孩子只是"晚长"而已,直至检查结果出来,父母都难以接受这个现实。

爸妈高,孩子不一定高。孩子能长多高遗传因素占了 60%～70%,说明爸妈高,孩子高的概率较大,但是 30%～40% 的后天环境因素也不容忽视。

可以通过亚洲人遗传身高计算公式,根据父母身高对孩子的身高进行一个粗略的预测:

男孩身高=(父亲身高+母亲身高+13)/2±5 厘米
女孩身高=(父亲身高+母亲身高－13)/2±5 厘米

由上面的公式可以看出,虽然孩子的身高和遗传因素有着密切的关系,但是预测身高有上下共 10 厘米的浮动范围,如果能通过对孩子的身高进行有效管理,不断向遗传的上限靠近,孩子的身高就较为理想;而如果孩子的身高向遗传的下限靠近,孩子就达不到理想身高,甚至矮小。因此,千万不能因为家长的错误认知而让孩子遗憾一生,追悔莫及!

后天因素也会影响孩子长高潜能的发挥,比如孩子在生长发育过程中,营养的摄入和体育锻炼都对身高有着重要影响。如果孩子能够摄入足够的蛋白质、钙、维生素 D 等营养物质,并积极参加体育活动,他们的身高往往能够得到良好的发育。相反，如果营养不良或缺乏运动，即使遗传条件再好，孩子的身高也可能受到影响。因此，要好好把握后天因素，均衡营养、科学运动、保证睡眠、保持好心情，尽最大可能发挥长高的潜能。

家长该如何管理孩子的身高呢？首先，从遗传条件初步评估孩子可能的身高范围。其次，定期进行身高监测。可以通过绘制生长曲线图来评估孩子生长轨迹是否正常，如有明显偏离，需及时就诊咨询。此外，后天的努力可能改变遗传身高的概率达30%以上，要做到尽最大可能发挥生长潜力。日常要确保孩子拥有充足的营养、优质的睡眠、愉悦的心情，并带孩子参加体育活动，如摸高、跳绳、单杠等"长高"运动，帮助孩子充分发挥生长潜力。

孩子发育过程中，出现以下情况，家长最好带孩子就诊咨询。

- 身高生长迟缓，在同年龄、同种族、同性别儿童身高标准第三级别以下或−2SD以下。
- 女孩7.5岁之前，男孩9岁之前出现第二性征发育。
- 身高增长速度明显较同龄人快，骨龄大于年龄1岁以上。
- 体重增长过快，达儿童超重或者肥胖标准。

18. 我的孩子矮小，会不会是晚长

生活实例：14岁的小俊已经变声半年了，身高158厘米，近1年个子都没怎么长。焦急的妈妈带着小俊来到医院就诊，医生了解情况后，首先给小俊拍了骨龄片，结果显示骨龄已经接近17岁。医生告诉小俊妈妈："小俊的剩余生长空间很小了，目前已经不适合用药物干预了。"小俊妈妈表示很痛心："我和孩子爸爸的身高都还可以，一直以为小俊可能是晚长，没想到却错过了最佳的干预期！"

晚长的学名是体质性生长与青春期延迟，俗称晚发育。通常指女孩13岁以后仍未出现乳房发育，男孩14岁以后仍无睾丸体积增大迹象和（或）无

其他第二性征发育的表现。

晚长多见于男孩,与遗传因素有密切的关系。其发生的原因一般与遗传基因、身体能量消耗过多和营养不良有关。随着生活水平的提高,现由于营养不良而晚长的孩子越来越少,而因营养过剩而早熟或骨龄提前的孩子却越来越多,这一点需要引起家长们的注意。

骨龄的大小是判断孩子是否晚长的重要指标,骨龄可真实地评价儿童的生物年龄,客观地评价儿童身高生长水平,晚长孩子的骨龄通常落后于实际年龄 2 岁以上。

晚长的孩子有以下特点

(1) 特殊的生长轨迹

出生时身长体重正常,从婴儿期中期到童年晚期,生长速率缓慢。与正常发育的儿童相比,青春期启动年龄延迟,青春期生长突增也延迟,青春期生长速率可能略有下降。然而,因为青春期前的生长比正常情况下持续的时间更长,所以成人身高往往在正常范围内。

(2) 有晚长的家族史

询问病史时,往往父母或兄弟姐妹有晚长。

(3) 发育全面推迟

不仅性发育较正常儿童推迟,骨龄通常也落后于实际年龄 2 岁以上。

鉴别晚长与身材矮小可以定期监测身高、性发育及骨龄的变化。如果孩子身高偏矮,骨龄落后 1~2 年甚至更多,生长速率正常或者偏慢,有晚长家族遗传史,孩子的性发育与同龄儿童相比有落后的迹象。那么这类孩子可以暂时选择观察,但需要定期监测身高、性发育及骨龄的变化。

如果孩子已经明显矮小,但骨龄是正常甚至超前,有的甚至已经有青春发育迹象。那么这类孩子明显不是晚长,这时家长需要果断地带孩子就诊,咨询医生,尽早进行干预。

孩子长高需要营养帮忙

19. 营养真有那么重要吗

生活实例：三年级的小佑在班上坐第二排，他爸爸的身高170厘米，妈妈的身高155厘米。妈妈知道小佑偏矮和遗传有关系，但还是希望能在后天尽可能地做一些弥补。因此，她带着小佑前往医院咨询医生。医生说人的身高60%~70%由遗传决定，而后天的努力可以改变剩余的30%~40%，营养是后天可干预因素中极其重要的一个。

营养是指食物中那些对人体有益的成分，它们通过食物被身体吸收，并用于身体的生长、维持基本生命活动，这些成分被称为营养素，包括糖类、脂肪、蛋白质、维生素、矿物质、膳食纤维和水七大类。糖类是人体主要的能量来源，其所产生的能量应占总能量的55%~65%。糖类主要来源于谷类和薯类食物，当人体摄入过多的糖类时，肝脏会将多余的碳水化合物转化为脂肪并储存在体内，引起肥胖。

脂肪储存于体内，被称为"能量库"，在需要时能有效地为身体提供能量，是机体第二大供能物质。脂肪含有人体的必需脂肪酸，在体内可衍生出多种不饱和脂肪酸，与儿童大脑和视网膜发育密切相关（ω-3不饱和脂肪酸家族的重要成员——DHA，俗称"脑黄金"）。脂肪还对脂溶性维生素

(如维生素A、D、E、K)的吸收和利用起着至关重要的作用。当然,动物脂肪如肉类含有较多的饱和脂肪酸,某些加工食品如炸薯条、炸鸡、部分烘焙食品等含有大量反式脂肪酸,过量摄入可导致肥胖及其他健康问题,不宜多吃。

蛋白质是生长发育所必需的极为重要的营养素,充足的蛋白质能够促进体格增长、支持骨骼健康、促进免疫系统的发育。组成蛋白质的氨基酸模式和人体蛋白质氨基酸模式接近的食物,生物利用度高,称为优质蛋白质。优质蛋白质主要来源于鸡蛋、肉类和大豆。食物的合理搭配及加工可实现蛋白质互补,提高食物的生物利用度。

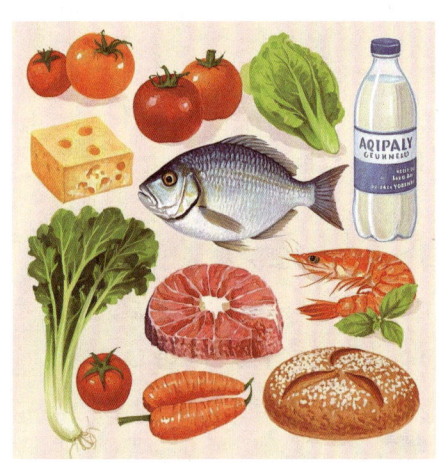

其他营养素如维生素、矿物质也是孩子长高所必需的,来源于不同的食物。比如维生素A、D主要来源于动物肝脏、鱼肝油等,钙主要来源于奶制品、豆类、绿叶蔬菜中,铁主要来源于动物肝脏、瘦肉、蛋黄中,锌主要来源于海产品、动物内脏、瘦肉中。因此,孩子的饮食必须均衡、多样化才能避免这些营养素的缺乏。

> **温馨小贴士**
>
> 学会解读食品标签上的营养相关信息,以便在日常生活中做出更健康的食品选择。食品标签上列出了配料表、净含量、适用人群、食用方法及营养成分表。配料表按照用量从高到低的顺序列出了食物原料、辅料、食品添加剂等,可以帮助消费者了解食品的主要成分。营养成分表则详细标示了每100克食品提供的能量、主要营养成分的含量及其占推荐每日摄入量的百分比,从而帮助家长和孩子们选择更营养的食品。

20. 孩子多吃肉，是不是营养就够了

生活实例：聪聪妈妈听邻居奶奶说吃肉可以补铁、长高，蔬菜没营养，于是从聪聪6月龄添加辅食起，妈妈就坚持给聪聪多吃肉。聪聪也很爱吃肉，每一餐饭都把肉当饭吃，对蔬菜等其他食物一点也不感兴趣。现在聪聪5岁了，身高108厘米，在班上只能算中下，但体重却有25千克，还有"小肚子"，成天被人喊"矮胖子"。还有一件让聪聪妈妈十分头痛的事：聪聪自小便秘，大便像"羊屎"一样，3～4天才拉一次。妈妈很纳闷：难道肉的营养还不够好吗？为什么孩子长得这么慢呢？

肉类是优质蛋白质的重要来源。肉类中的蛋白质含有人体所必需的氨基酸，这些氨基酸对于维持正常生理功能至关重要。肉类中含有一定量的脂肪，适量的脂肪对于人体也是必需的。肉类中还含有多种维生素和矿物质，如维生素B_{12}、铁、锌等，对于孩子的生长发育、能量供应及健康维护都起着重要的作用，所以孩子的饮食中应确保肉类的供给。

然而，过多摄入肉类可能对孩子造成一系列不良影响，比如会加重胃肠的负担，导致腹痛、便秘等消化不良的情况；孩子对蔬菜、水果等其他食物的摄入减少，从而引发营养不均衡，缺乏微量元素和维生素；肉类食物中富含大量的蛋白质，可能导致大便干燥、便秘等；长期大量吃肉还可能导致脂肪堆积，引发肥胖和性早熟，导致孩子终身高低于正常身高，产生自卑心理。

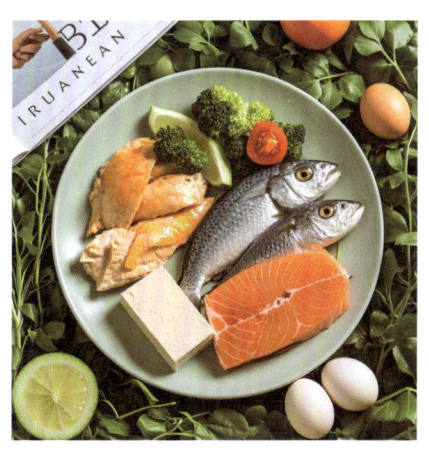

因此，孩子的饮食要注意荤素搭配，确保孩子获得均衡的营养，避免过多摄入肉类食物。

> **温馨小贴士**
>
> 根据不同年龄特点，给孩子添加辅食。0~6月龄是母乳或配方奶喂养。6月龄至2岁是孩子进食能力培养的关键阶段，满6月龄起可以添加辅食，从富含铁的泥糊状食物开始，每次只引入一种新的食物，逐步达到食物多样化。不盲目回避易过敏食物；从泥糊状食物开始，逐渐过渡到固体食物；尽量少加糖、盐，油脂适当，保持食物原味，1岁以后逐渐尝试淡口味的家庭膳食。3~6岁应该保证每天摄入的食物种类不少于12种，每周不少于25种。应每天给孩子提供动物源性食物，如肉类、鱼类或蛋类；应每天食用水果和蔬菜；除了肉类、鱼类或蛋类及蔬菜外，还应该经常食用豆类、坚果等。

21. 孩子不爱吃蔬菜，用维生素补充剂替代行吗

生活实例：3岁的豆豆准备上幼儿园了，可是豆豆妈却很焦急，豆豆从小就不爱吃蔬菜，只喜欢吃肉和米饭，就算是豆豆妈精心搭配的营养餐，豆豆也只挑肉吃，在家里得费好大工夫才能让豆豆吃一口蔬菜，这样下去等到去幼儿园就更加没办法监督豆豆吃蔬菜了。百般无奈下豆豆妈去药店买了一些维生素补充剂代替蔬菜，但是维生素补充剂真的能代替蔬菜吗？

主食主要提供的是碳水化合物；肉、蛋、奶主要提供的是蛋白质、脂肪；蔬菜、水果则肩负不同的重任，主要提供水、矿物质、维生素和膳食纤维这四大营养素。其中维生素C可以帮助孩子增强免疫力，提高杀菌和抗病毒的

能力，预防感冒；胡萝卜素、维生素A则具有维持视力、保护皮肤黏膜等作用；膳食纤维可以促进肠蠕动，减少有害菌的繁殖，维持肠道的健康。孩子若是缺少矿物质，可能会导致记忆力变差、发育变慢、长不高等问题。

当然不吃蔬菜确实可以通过其他方式获得这些营养素，补充剂就是其中一种方式。但是蔬菜中所含营养成分众多，单靠一两种补充剂无法完全覆盖。虽然现在市面上流通的补充剂种类多种多样，包括单一制剂和复合制剂等，但是精准掌握孩子每日所需服用的维生素需要量可不容易，一不小心就会过量，而过量服用反而有害，如摄入过多脂溶性维生素会在肝脏内蓄积，导致中毒。因此，吃蔬菜是孩子最健康、最安全的营养补充方式，它的作用是人工补充制剂无法替代的。

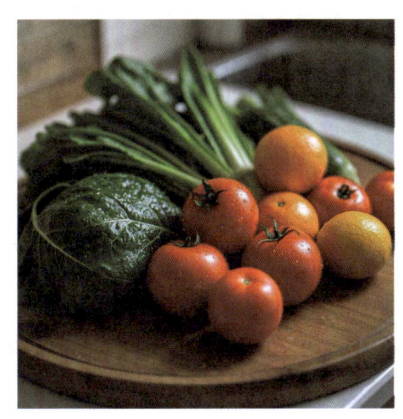

虽然在营养成分和健康方面，水果和蔬菜有很多相似的地方，但不同的食物种类，其营养价值各有特点。深色蔬菜的维生素、矿物质、膳食纤维含量均高于水果，用水果来代替蔬菜，会导致身体的一些营养素摄入不足。

此外，水果中蔗糖、葡萄糖和果糖含量较高，如果进食过多，会造成糖分堆积，引发肥胖。简单来说，蔬菜和水果可以互为补充，但不能互相代替。要实现健康饮食，应保证孩子餐餐有蔬菜、天天有水果。

温馨小贴士

可以采取一些方式鼓励孩子多吃蔬菜。比如在孩子感到饥饿时，优先选择蔬菜作为加餐或吃饭时的第一道菜；也可以将蔬菜、水果与多种食材混合制作成沙拉、煎饼、丸子、菜肉粥等，让孩子易于接受；或者将蔬菜、水果切块拼搭成各种有趣的形状、图案，让孩子喜欢上"色香味"俱全的蔬菜！

22. 听说孩子就像小树苗，多晒太阳能长高

生活实例：4岁的朵朵聪明可爱，唯一不足的就是身高才95厘米，比同龄孩子矮了快一个头。尤其进入秋冬季以来，几乎没有长高。医生诊断朵朵为"矮小症"，建议进一步拍骨龄片、进行血液激素水平检查等查找矮小的原因。但朵朵妈妈有些犹豫，她听说孩子就像小树苗，多晒太阳能长高，她想等到来年阳光明媚的春天，让朵朵通过晒太阳追回"失去的"身高。

春天是万物生长的季节，正所谓"草长莺飞二月天"，充足的日照使得植物能够将更多的能量通过光合作用化为己用，为其生长提供了条件。春天也是孩子生长发育的黄金季节，那么小朋友是否也可以像小树苗一样通过某种"光合作用"来长高呢？

从小我们就常常听"多晒太阳能补钙长高"，这其实已经揭示了晒太阳能长高的一部分原理。关键点就在伴随太阳而来的紫外线身上，紫外线分为长波紫外线UVA、中波紫外线UVB、短波紫外线UVC。在人类皮肤的表皮层中，有一种胆固醇蛋白——7-脱氢胆固醇，它会和UVB发生光化学反应，转化为维生素D_3，从而促进钙的吸收和利用，影响骨骼的生长和代谢。

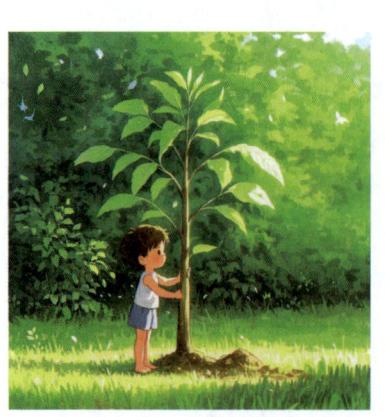

因此，适当地让孩子在阳光下活动，有助于体内产生维生素D，促进钙在肠道中的吸收和钙在骨骼中的沉积。从这一方面讲，晒太阳确实对骨骼生长有益。

晒太阳虽然对身体发育有好处，但是过多的阳光照射会导致皮肤晒伤或形成晒斑。长期暴露在强烈的阳光下，皮肤会

受到紫外线的伤害，导致皮肤老化、干燥、粗糙和形成色斑等问题。

人的身高绝大部分取决于先天遗传基因，剩下一部分才取决于后天，而后天的影响因素有睡眠、饮食、运动等。因此，想像植物一样通过晒太阳来大幅度生长，这必然是不可能的。

有的家长怕屋外风大，因此选择在室内晒太阳，但是这样一来反而弄巧成拙。只有中波紫外线 UVB 能起到补钙的作用，而隔着玻璃晒太阳会把 UVB 排除在外，起不到补钙的作用。因此，一定要打开窗户让阳光照射进来，只有阳光与皮肤直接接触，才是科学有效地晒太阳。

晒太阳后应及时补充水分，多吃水果和蔬菜以补充维生素 C，抑制黑色素的生成，防止晒斑的形成。

还有最重要的一点：虽然晒太阳在一定程度上能够促进孩子的生长发育，但是多晒太阳只能起到辅助增高的作用。如果发现孩子的身高长期比同龄人矮很多，或是长高的速度非常慢等生长异常，应尽快带孩子去医院就诊，让专业的儿科医生来评估孩子的发育情况，并及时干预。

温馨小贴士

可以用"影子原则"来选择晒太阳的时间：当你的影子大于身高的 2 倍时，紫外线指数比较安全，可以放心地晒太阳，不需要防护；当影子在 1～2 倍身高长度范围内时，晒太阳时长控制在 20 分钟左右比较好；当影子短于身高，就不宜晒太阳。

23. 如何做到科学补钙

生活实例：小雪自小对牛奶蛋白过敏，最近她满 10 周岁了，个子长得很快，夜里经常喊腿疼。小雪的妈妈很不安，都说牛奶是补钙最好的食品，孩子没有喝牛奶，会不会缺钙呢？该不该补钙？补哪种钙片好呢？

哪些孩子容易缺钙

(1) 饮食不当

牛奶及奶制品、豆制品、鱼虾、肉类、深绿色蔬菜等都富含钙质。孩子如果没有及时添加辅食或者存在挑食、偏食等不良饮食习惯，导致食物品种过于单一，就可能引发缺钙。有些孩子过多地摄入碳酸饮料，影响钙质吸收。糖分和盐分摄入过多，也可能导致钙质的流失。

(2) 生长发育过快

婴幼儿及青春期孩子生长发育快，对钙的需求量增加。如果钙的摄入量没有相应增加，就容易引发缺钙。

(3) 户外活动少

阳光中的紫外线可以促进皮肤合成维生素D，进而促进钙的吸收。如果孩子较少参加户外活动，就可能因为缺乏维生素D而导致缺钙。

(4) 疾病和药物的影响

长期患有胃肠道、肝、肾疾病影响钙质的吸收。某些药物（如抗癫痫药物、糖皮质激素等）干扰钙的吸收和代谢，长期服用可导致孩子缺钙。

科学补钙应该做到以下几点。

膳食补钙最安全有效，如果通过膳食能满足每日的钙需求，则无需额外补充钙剂，而奶类是最好的钙来源。1岁以内的婴儿在保证充足奶量的情况下，依靠奶类的摄入基本可以满足他们对钙的摄入量需求。母乳较牛奶中的钙吸收率高，鼓励母亲尽量母乳喂养，适当补充钙剂以增加母乳中钙含量。对于1岁以上的孩子亦可通过摄入奶类来补钙，1~2岁婴幼儿每日奶量至少500毫升，学龄前儿童每日奶量400~500毫升，学龄期儿童每日奶量不低于300毫升。此外，可在饮食中加入豆制品、鱼、虾、海带、紫菜、黑木耳、芝麻、深绿色蔬菜等含钙丰富的食物。

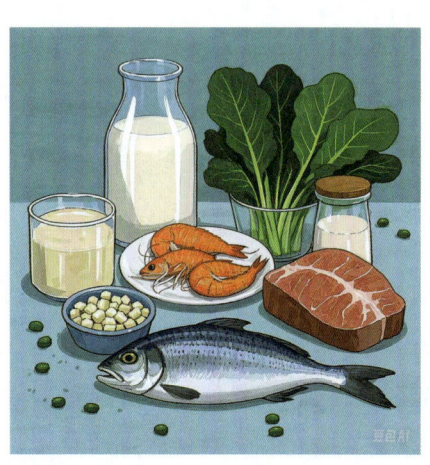

根据中国营养学会发布的《中国居民膳食营养素参考摄入量》,0~18岁儿童青少年每日钙推荐摄入量为:0~6月龄200毫克/日,7~12月龄250毫克/日,1~4岁400毫克/日,4~7岁600毫克/日,7~11岁800毫克/日,11~18岁1000毫克/日。如果不能从食物中得到足够的钙,就需要额外补充钙剂。选择钙剂时,应关注其含钙量、吸收率、对胃肠的刺激性及价格。如碳酸钙吸收率较高,但有时可引起便秘;乳酸钙对肠道刺激性小。服用钙剂的最佳时间是餐后及晚上睡觉前。饭后1个小时左右服用钙剂有利于钙的吸收,且能减轻对胃肠道的刺激;睡前服用钙剂可以提供后半夜的钙需求,防止骨钙的丢失。服用钙剂时,可分次分量,嚼碎服用,以提高吸收率。例如,一天补充1000毫克的钙质,分2~3次服用比1次服用效果更好。为避免一次补充钙量过多而影响钙吸收,钙剂与牛奶、豆制品等高钙食品不可同时服用。

当孩子缺钙时,单纯补钙常常效果不佳,需要同时增加维生素D的供给。鼓励孩子多进行户外活动以促进机体自身合成维生素D,也可使用外源性补充维生素D制剂。婴儿出生后2周至1岁补充维生素D400国际单位/天;1~18岁补充600国际单位/天;早产儿、双胞胎及低出生体重儿出生后即可开始补充800~1000国际单位/天,3个月后改成400国际单位/天。

积极参加体育运动有助于身体更好地吸收和利用钙质,同时还能提高骨密度,促进骨骼健康。

当孩子出现下列表现时提示可能缺钙,应及时就诊评估。

- 神经系统兴奋性增加:婴幼儿表现为爱哭闹、易激惹、夜惊、早醒、夜间多汗、枕秃等,甚至出现惊厥;年龄稍大的孩子表现为注意力不集中。
- 生长发育迟缓:身高增长缓慢或停滞,出牙或换牙晚,牙齿排列不整齐,易患龋齿等。婴幼儿还可有囟门闭合延迟。
- 骨骼畸形:如X型腿或O型腿,以及鸡胸、漏斗胸等佝偻病的表现。
- 其他:肌肉松弛、无力,夜间或运动后肌肉痉挛和疼痛,关节疼痛,免疫力下降等。

24. 如何看待增高益智类保健品

生活实例：小轩妈妈因小轩的身高问题开始关注市场上各种宣称能助长孩子身高的益智增高营养品。在家长群里,她发现许多家长推荐各式各样声称可以增高的补充剂,这让她心动的同时也充满疑虑。为了搞清楚这些产品是否真的有效,同时确保不会对小轩的健康造成潜在风险,她决定寻求专业的医疗意见。

目前,市场上热门的几大营养补充剂品类包括钙、铁、锌、各类维生素、DHA、益生菌、鱼肝油及各类氨基酸。这些成分对于儿童生长发育和智力发展都扮演着各种的角色。

对于有偏食、素食或特殊饮食需求的孩子而言,适当补充这些营养补充剂能够帮助填补饮食中的空白,保证充足的微量元素摄入。然而,对于合理饮食、正常发育的孩子而言,主要的营养素应来源于日常膳食,而不是单一的营养补充剂。过量依赖维生素、微量元素补充剂反而容易增加健康风险。

目前,我国法律法规以及标准对"儿童保健食品"并无准确定义。市面上在售的保健品大多是从标签的适宜人群、不适宜人群中判断是否可供儿童食用。然而,市场上的一些产品可能并没有经过充分的科学研究来证明其安全性和有效性。由于这些补充剂不像药品那样的严格监管,它们的标签可能会夸大效果,误导消费者。

常见营养补充剂

营养素	作用	推荐每日摄入量	食物来源
钙	构建骨骼和牙齿,神经传导,肌肉功能	4岁 800毫克 7岁 1000毫克 11岁 1200毫克	奶及奶制品、沙丁鱼、深绿色蔬菜、坚果、豆制品
铁	造血必需,氧气运输,能量生成	4岁 10毫克 7岁 13毫克 11岁 15~18毫克	肉类、动物肝脏、海鲜、坚果、谷类
锌	免疫功能,创伤愈合,智力发展,生长	4岁 5.5毫克 7岁 7.0毫克 11岁 9~10毫克	红肉、海鲜、鸡蛋、坚果、奶及奶制品
维生素A	视力,免疫功能	350微克 RAE	动物肝脏,深绿、橙黄色蔬菜
维生素D	骨骼健康,生长发育	600国际单位	鱼肝油、蛋黄、乳制品
DHA	大脑皮层、中枢神经系统和视网膜的重要构成成分	90~100毫克	油性鱼类如三文鱼、鲭鱼、沙丁鱼
益生菌	改善肠道微生物平衡,促进消化吸收,调节免疫功能	视产品而定	酸奶、发酵食品、奶酪
鱼肝油	富含维生素D和维生素A,含有对心脏健康和大脑发展有益的ω-3脂肪酸	视产品而定	鱼肝油补充剂

(出处:2023版 DRIS 和营养与食品卫生学)

> **温馨小贴士**
>
> 在给孩子增加营养补充剂之前,应当先详细咨询医生或营养师,确保产品对于孩子的必要性、安全性和适宜性,明确其中成分的作用,摄入安全、合适的剂量。保持充足的日常营养摄入和健康的生活习惯,比依赖各类保健产品更为重要。

25. 您的孩子真的缺锌吗

生活实例：康康今年上幼儿园大班，平时一直胃口不好。他每餐就吃白米饭配点青菜，在家长的逼迫下才吃一点肉、蛋，基本不吃海产品，也不爱喝牛奶。康康的体质很差，经常生病。妈妈发现他的身高是全班最矮的，头发较黄，上网查了一下，好像是缺锌的表现，于是带着康康去医院检查他是否缺锌。

医生说康康的情况很有可能是缺锌引起的，但由于其他微量元素缺乏也可以引起类似的症状，需要进行血清锌浓度的测定来确诊。医生还强调用头发进行锌含量检测并不能准确反映近期体内是否缺锌。经过血清锌浓度的测定，康康被确诊有锌缺乏。

锌元素是人体必需的微量元素之一，对儿童智力发展、生长发育、新陈代谢等十分重要。缺锌会影响味蕾细胞更新和唾液酶活性，使味觉敏感度下降，导致孩子出现食欲缺乏、厌食、异食癖等。缺锌可妨碍生长激素轴的功能和性腺轴的成熟，孩子会出现生长迟缓、体格矮小、性发育延迟等；缺锌可使脑 DNA 和蛋白质合成障碍，从而引起孩子注意力不集中、反应迟钝、智力发育慢于同龄儿；另外，缺锌的孩子免疫力下降，容易感染各种病原体，还可出现脱发、皮炎、地图舌、反复性口腔溃疡、夜视困难、贫血等。

动物性食物含锌丰富，且易于吸收，而植物性食物含有植酸，摄入太多会影响锌的吸收。日常饮食中只吃米饭、蔬菜，很少吃肉、海产品等动物性食物是孩子缺锌最常见的原因。

另外，生长发育十分迅速的孩子，如早产儿出现追赶生长时，因锌的需求量大，也容易缺锌；牛乳锌的吸收率远低于母乳，故缺少母乳喂养的孩子更容易缺锌；慢性腹泻也可影响孩子锌的吸收；极少数孩子患有一种遗传性疾病——肠病性肢端皮炎，因小肠缺乏吸收锌的载体，可表现为严重缺锌。

缺锌比较严重者需要补充2~3个月的锌剂（如葡萄糖酸锌），但不宜过量补充，剂量过大可引起胃部不适、恶心、呕吐、腹泻等消化道刺激症状，还会影响其他微量元素的吸收。由于锌在体内没有特定的储存形式，需要不断从食物中获取。日常饮食中一定要多进食富含锌的食物，如牛肉、瘦猪肉、猪肝等红肉和海产品（如牡蛎）等。

> **温馨小贴士**
>
> 处于辅助食品添加期的6~24月龄的儿童、追赶生长阶段的早产儿和低出生体重儿、反复发生感染性腹泻的患儿是锌缺乏的高危人群。预防锌缺乏要坚持母乳喂养，婴儿添加辅食后应及时添加肉类，儿童应坚持平衡膳食，尤其要保证摄入适量的红肉类食物。早产儿或低出生体重儿自出生早期可少量补充锌剂，有促进生长发育的效应。

26. 合理搭配营养促进孩子长高

营养是促进身高增长极其重要的一个方面。要想让孩子把生长潜能更好地发挥出来，营养的摄入既要充足，又要均衡。

膳食搭配原则为以下几点。

- 均衡性：膳食中蛋白质、脂肪、碳水化合物、维生素与矿物质等所有营养素的摄入要适当，保持营养均衡，避免营养过剩或营养不足。
- 多样性：在食物选择上，应避免长期偏食，多吃不同种类、颜色和口味的食物，以确保摄取各种必需营养素。
- 适度性：因年龄、性别、体质、生活方式等因素的差异，每个人的营养需求和每日所需量也会有所不同。因此，要适度摄取各种食物，避免过度摄入。
- 定时、定量：注意饮食的规律性和有序性，避免节食、暴饮暴食。同时，应控制食物的摄入量，防止摄入过多增加身体负担。

- 舒适性：食物的口感、香味等因素都会影响人的食欲，所以在选择食物和烹饪方式时，也应留意。

膳食宝塔是一个非常好用的工具。根据它的建议，每日饮食应以谷物为主，摄入足量的蔬菜水果、蛋白质、水及适量的油和盐。

> **温馨小贴士**
>
> 从小培养孩子养成良好的饮食行为习惯，不挑食偏食，不饥饱无常，合理选择零食，足量饮水，不喝含糖饮料，不吃生冷、油腻、坚硬、不洁的食物，少吃高盐、高糖、高脂及含反式脂肪酸的食物。随着年龄的增长，孩子的能量需求和营养素需求在不断发生变化，建议定期进行营养咨询，根据不同年龄阶段生长需求调整孩子的饮食计划。

中国学龄前至17岁学龄儿童平衡膳食宝塔

依据《中国居民膳食指南（2022）》绘制

	2~3岁	4~5岁		6~10岁		11~13岁		14~17岁
盐	<2克	<3克	盐	<4克/天	盐	<5克/天	盐	<5克/天
油	10~20克	20~25克	油	20~25克/天	油	25~30克/天	油	25~30克/天
奶类	350~500克	350~500克	奶及奶制品	300克/天	奶及奶制品	300克/天	奶及奶制品	300克/天
大豆适当加工	5~15克	15~20克	大豆	105克/周	大豆	105克/周	大豆	105~175克/周
坚果适当加工	—	适量	坚果	50克/周	坚果	50~70克/周	坚果	50~70克/周
蛋类	50克	50克	畜禽肉	40克/天	畜禽肉	50克/天	畜禽肉	50~75克/天
畜禽鱼类	50~75克	50~75克	水产品	40克/天	水产品	50克/天	水产品	50~75克/天
			蛋类	25~40克/天	蛋类	40~50克/天	蛋类	50克/天
蔬菜类	100~200克	150~300克	蔬菜类	300克/天	蔬菜类	400~450克/天	蔬菜类	450~500克/天
水果类	100~200克	150~250克	水果类	150~200克/天	水果类	200~300克/天	水果类	200~350克/天
谷类	75~125克	100~150克	谷类	150~200克/天	谷类	225~250克/天	谷类	250~300克/天
——全谷物和杂豆	适量	适量	——全谷物和杂豆	30~70克/天	——全谷物和杂豆	30~70克/天	——全谷物和杂豆	30~70克/天
薯类			薯类	25~50克/天	薯类	25~50克/天	薯类	50~100克/天
水	600~700毫升	700~800毫升	水	800~1000毫升/天	水	1100~1300毫升/天	水	1200~1400毫升/天

各年龄段平衡膳食宝塔

这时可能需要看医生了

27. 孩子身材矮小，如何去医院就诊

如果孩子比同龄人明显矮半个头，或者班级里总是排在第一排，或者衣服鞋子长期不嫌小时，就要警惕矮小症了。当家长发现自己的孩子个子很矮，想去医院就诊时，一般要选择三级甲等医院，最好有单独的小儿内分泌科，以便为孩子进行系统的内分泌检查。如果医院没有小儿内分泌科，也可以到儿童生长发育科、儿童保健科。

不同的医院有所差异，建议家长选择有小儿内分泌科或儿童生长发育科的医院就诊。

医生在问诊过程中最怕听到模糊性描述，比如"孩子最近没怎么长"，那"最近"是从什么时候开始呢？"没怎么长"是长了多少呢？如果家长没有对生长发育做详细记录，很难做出具体回答，这直接影响医生的判断。为了帮助医生快速了解孩子的生长发育状况，也为了防止家长被医生提问时突然"抓瞎"，家长来医院就诊前需要准备孩子相关的信息。

(1) 孩子出生时的情况

是否难产、发生窒息及采用何种分娩方式，出生时的身长和体重。由于早产儿（孕周不足37周的新生儿）在母体内生长时间的缩短，出生时的身长和体重相对落后，同时早产儿或低体重儿（出生1小时内体重小于2.5千克的新生儿）消化系统发育不完善，消化、吸收能力不足，容易出现消化不良、吸收障碍，影响生长发育；孩子免疫力较差，易反复感染；部分早产儿或低体重儿伴有内在疾病而完成不了追赶性生长，导致最终身材矮小。如果孩子

为早产儿或低体重儿,要多注意孩子的营养和护理,尽量避免生病,按时进行体检,密切监测孩子的生长发育状况,及时纠正生长不良。

(2) 生长发育史

孩子的生长发育是有规律的,正常孩子不同时期生长速率不同。一般足月出生时身长50厘米,生后第一年增长25厘米,第二年增长12厘米左右;第三年至青春期前平均每年增长5~7厘米;青春期平均每年增长7~10厘米,持续2~3年。一般孩子3岁以前每年增长小于7厘米,3岁到青春期前每年增长小于5厘米,青春期每年增长小于6厘米时,就认为生长速率减慢,需及时到医院就诊。

(3) 父母的青春发育和家庭中矮身材情况

孩子的身高60%~70%来自父母的遗传,其余30%~40%受营养、疾病等后天环境因素影响。如果父母曾有青春期延迟(初中比同龄矮,高中实现追赶),以及家里爷爷、奶奶等祖辈是否有男性身高低于160厘米,女性身高低于150厘米的情况,则孩子有青春期延迟的可能。遗传身高不理想的孩子一定要做好身高管理,改善环境因素,避免成为矮个子。当然,遗传身高优秀的孩子也需要做好生长发育监测。

(4) 孩子的疾病、用药情况

既往有无慢性肝炎、肾脏疾病和哮喘病,是否用过影响生长发育的药物,如泼尼松、地塞米松等糖皮质激素。如果有不好的生活习惯或患有影响身高的慢性疾病,就诊时一定要告诉医生。

(5) 孩子第二性征发育是否正常

如果女孩7.5~8岁前出现乳房发育或者10岁前出现月经初潮,男孩9岁前出现睾丸增大或者阴囊发红、增大,就要提防性早熟了。过早发育会导致骨骺过早闭合,从而压缩骨骺的生长空间。女孩乳房出现硬结一般比较容易被发现,而男孩睾丸增大较难被发现,所以男孩性早熟的征兆往往比女孩隐蔽。而男孩性早熟大都继发于其他疾病,更需要及早发现、及早治疗,所以家有男孩的父母一定要注意重视起来。

> **温馨小贴士**
>
> 有的孩子身材矮小可能是疾病因素导致,有的可能只是生活习惯问题,所以排除疾病因素外,医生会详细询问饮食、睡眠、情绪等情况,指导孩子养成健康的生活习惯。因此,家长尽可能详细地提供孩子的相关信息,可以为正确诊断及个性化建议提供重要依据。

28. 评估孩子生长激素水平有必要吗

生理状态下,生长激素的分泌呈脉冲式,这种分泌与垂体、下丘脑、神经递质及大脑结构和功能的完整性有关,有明显的个体差异,并受睡眠、运动、摄入食物和应激的影响。生长激素的分泌在夜间较高,分泌峰值在深睡眠状态中出现,但白天分泌水平低,在饥饿状态、低血糖、低血压、剧烈活动时分泌会有所增高。因此,单次随机检测的血生长激素水平不能真正反映峰值水平和机体生长激素的分泌情况。

生长激素激发试验通过外界手段刺激人体大量分泌生长激素,观察血液中生长激素的动态变化,从而了解下丘脑和垂体调节、合成和分泌生长激素的能力,进一步判断是否存在生长激素缺乏的情况。

激发试验分为生理性激发试验和药物激发试验。生理性激发试验要求一定的条件和设备,如深度睡眠激发试验或运动激发试验,前者需要在睡眠第三期或第四期采血才能得到正确结果;后者需要运动达到一定程度,才能促进生长激素分泌,两者都有较高的假阳性率。因此,临床上为了排除干扰因素,提高试验的准确性,多采用两种药物联合试验,以更准确地判断是否存在生长激素缺乏症。一般而言,一种为抑制生长抑素的药物,如胰岛素、精氨酸和溴吡斯的明;另一种为兴奋生长激素释放的药物,如可乐定和多巴丝肼。

两种药物可以分2天给予,使用后抽血;也可以同一时间段先后给予,再进行抽血。试验一般在清晨空腹时进行。只要有一项试验的生长激素峰值>10微克/升,就排除生长激素缺乏症,应该考虑其他原因导致的矮小症;

当两项试验的生长激素峰值均<5微克/升,考虑完全性生长激素缺乏症;当生长激素峰值在5~10微克/升,诊断部分性生长激素缺乏症。

激发试验过程中采血次数多,部分孩子可能会发生低血糖。住院完善这项检查是为了保护孩子的安全。

进行生长激素激发试验时需要注意以下几点。

• 重视试验前准备:明确禁食时长,通常需要空腹8个小时以上。试验的前一天晚上保证充足的睡眠,并备好孩子爱吃的食物。

• 保持心态平衡:外环境诱发的焦虑、紧张等应激状态,易导致生长激素测定结果不稳定。而激发试验需要反复多次穿刺采血,易使孩子产生恐惧心理,家长需在试验前及过程中适当安抚孩子。

• 准确掌握孩子体重数据及服药时间:任何一种药物激发试验都需要根据孩子体质量计算给药量,并在试验规定的服药时间给孩子服药。

• 观察药物不良反应:整个试验过程中观察孩子的精神、面色。

• 综合考虑:在进行生长激素激发试验时,需遵循医生的建议,试验结果可能受多种因素的影响,不要盲目地自行诊断和治疗。

29. 孩子身材矮小,就医时要做哪些检查

对于身材矮小的儿童,医生通常会推荐进行一系列的检查,可能包括生长激素水平、甲状腺功能等内分泌功能的评估,来查看是否存在激素和内分泌系统的异常,这些都可能影响孩子的正常生长。身材矮小的孩子不仅在儿童期面临生长发育的挑战,在其成长过程中还会遇到各种健康问题,如骨骼发育不全、内分泌功能异常,以及成年后发生心血管疾病或其他慢性健康问题的风险增加。

早期诊断和对症治疗至关重要,家长与儿科医生、内分泌科医生、营养师和遗传顾问等医疗团队需要紧密合作,共同监测孩子的生长速率,定期评估其生长激素及其他相关激素水平,提供合理的营养和心理健康支持,必要时进行遗传评估以确定身材矮小的具体原因,提供一个全面、个性化的治疗和管理计划,让身材矮小的孩子有更好的成长机会和良好的长期预后。

颅脑中垂体体积很小,却是人体内最重要、最复杂的内分泌腺体。垂体病变是儿童矮小症的重要病因,矮小症患者应先确定是不是垂体异常导致的生长激素缺乏。磁共振成像(MRI)无辐射,具有良好的组织分辨力,能多方位观察垂体的正常解剖结构和病变影像,是垂体检查的首选影像学诊断方法。

进行颅脑核磁共振前需要做以下准备:进行 MRI 检查时不能佩戴含金属的物品,如金属手表、眼镜、首饰、金属纽扣、金属皮带、助听器等。由于进行 MRI 检查是在一个密闭的空间,机器的噪声较大,需做好孩子的思想准备工作。

检查过程中,被检者需长时间保持头部不动,不能配合的孩子需要家长的陪同;检查过程中有任何身体或精神不适,需及时告知检查医生。

对于不配合的孩子需要做额外的准备。

- 镇静:可在检查前 30 分钟给孩子服用镇静剂,用少量的水或果汁等送服,常用药物有水合氯醛和苯巴比妥钠。
- 禁食:根据孩子的年龄适当禁食、禁饮 4 个小时,尤其是需要使用造影剂的 MRI 增强扫描。防止镇静后入睡,呕吐物不能及时吐出,导致窒息。
- 睡眠剥夺:建议检查前根据孩子的年龄进行适当的睡眠剥夺,检查前 4～6 个小时不要睡觉,防止孩子睡眠充足后镇静剂效果不佳。

基因检测通常是指对个体的遗传物质进行检测分析。根据美国医学遗传学与基因组学学会的实践指南,针对身材矮小的孩子,推荐的遗传评估包括染色体微阵列分析技术、高通量基因测序技术。

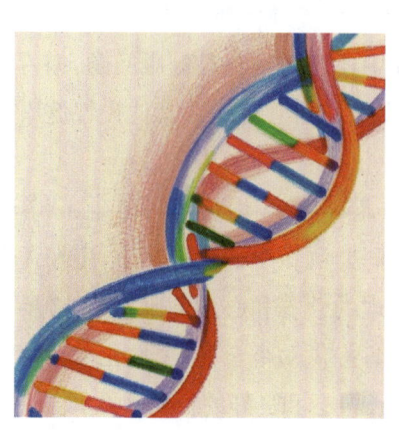

平时大家经常听到的基因检测,一般是指一代测序(指针对特定的候选基因或致病变异位点进行测序分析)和二代测序(指对指定的基因组合或全部基因进行测序)。

当孩子存在非匀称性矮小、骨骼发育不良、畸形体征或智力发育落后等问题,而常规临床检查无法明确病因时,进行遗传学检测可以识别出基因片段的变异、单一基因变异和多个基因的复杂变异,如单基因病的生长激素缺乏症、多垂体激素缺乏症和努男综合征(曾称男性特纳综合征)等,从而帮助医生确定孩子身材矮小的具体原因,针对病因提供更具针对性的治疗方案。

身材矮小的孩子也可能面临染色体缺陷问题。如果孩子生长速率明显低于同龄孩子,或者表现出其他不寻常的体貌,及早进行遗传咨询和染色体检测十分重要。这些检查可以帮助医生诊断孩子是否存在染色体的数目或结构异常,通过早期诊断和及时的遗传咨询,不仅可以提供更精准和个性化的治疗指导,还能提供重要的遗传信息,有助于家庭未来再次生育的规划和疾病的预防。

染色体检查是医学中常用的一种基因检测方法,通常指的是外周血淋巴细胞的 G 显带染色体核型分析。简单来说,将取自患者的染色体样本进行特殊处理,如使用碱、胰蛋白酶或其他盐溶液,然后再用一种叫作吉姆萨染液的染色剂进行染色。经处理后的染色体在普通显微镜下可以看到一系列深浅相间的条纹,这些条纹被称为 G 显带。通过观察 G 显带能够准确地识别出每一条染色体,并发现染色体上的微小结构特征。

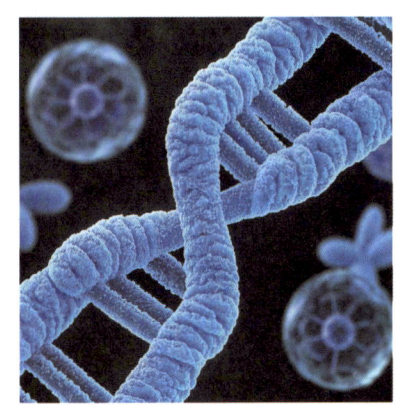

此外,除了 G 显带染色体核型分析,染色体微阵列技术也是一种常用的染色体检查方法,俗称"分子核型分析"。该法能够在全基因组范围内进行高分辨率的检测,识别传统方法难以发现的微小重复或缺失片段,其高分辨率、高通量和高自动化的特点使其在遗传研究和疾病诊断中具有重要价值。很多染色体疾病如 X 染色体异常的特纳综合征、威廉姆斯综合征等疾病,也会出现身材矮小,所以进行染色体检查是至关重要的。

30. 身材矮小的孩子该怎么治疗

身材矮小的孩子确诊以后，如果符合生长激素治疗的适应证，建议立即开始治疗。虽然生长激素在近几十年的应用中非常安全、有效，但它仍然是一个处方药物，必须在专业医生的指导下使用，同时要制订一个综合性治疗方案。

身材矮小除了药物干预以外，还需要科学的养护，总体来说是"吃好、睡好、玩好"。

（1）吃好

保证孩子饮食均衡，摄入足够的蛋白质、矿物质和维生素等营养素，促进身高发育。父母在为孩子搭配三餐时，尽量多变化，让孩子从小就尝试各种食物，摄入的食物种类丰富，就不必担心生长所需要的营养物质缺乏。宜采用蒸、煮、炖等烹饪方式，少用油炸、烧烤、腌渍等方式。尽量不要让孩子吃过多的甜食，如糖果、饮料等。除此之外，每天早晚各喝1杯牛奶，每杯在250～500毫升之间，依孩子情况而定。

（2）睡好

让孩子保持规律的作息时间，保证充足的睡眠时间和质量。晚上深度睡眠状态下是生长激素分泌最旺盛的时候，如果能早早入睡，将有助于身高发育。给孩子营造一个安静、舒适的睡眠环境，包括房间光线要暗一些，干湿度适宜等。嘱孩子睡觉前不要做剧烈和兴奋的运动，看过于紧张、刺激的电影、电视，也不要在睡前玩电子游戏。

（3）玩好

让孩子多做跳跃、伸展的运动，比如跳绳、摸高、单杠引体向上、游泳、打羽毛球、打篮球等，不要做举重等力量型运动。适量的运动可增强食欲，促进胃肠蠕动，改善消化功能。对于处于生长发育关键期的孩子，运动可促进其骨骼和肌肉的生长发育，有助于身高的增长。让孩子保持心情愉悦，避免产生过度压力和焦虑情绪。家长要及时关注孩子的生长情况，通过科学的治疗和管理，帮助孩子实现身高的增长和全面的健康发展。

> **温馨小贴士**
>
> 身材矮小虽然不致命,但身高矮到一定程度,也是一种病。孩子的年龄越小,其骨骺的软骨层增生及分化越活跃,所以生长的空间和潜力也就越大,此时的治疗效果也就越好。4~10岁是对身材矮小治疗干预的黄金期,矮小的孩子一定要早发现、早诊断、早干预,才能实现长高的梦想。身高的增长是不可逆的,家长切不可盲目等待,小小的疏忽和"等一等"可能成为一辈子的遗憾!

31. 得了佝偻病能治愈吗

> **生活实例**:1岁5个月的早产宝宝小红容易感冒、发热、腹泻等,家里人一直认为是早产体质虚弱的缘故。近一个月来,小红频繁发生夜间啼哭不止、烦躁不安、多汗,偶尔还会有四肢抽动,每晚睡觉汗湿枕巾,小红妈妈赶紧带她到医院看看。医生发现小红双腿呈O型;头颅增大,呈方形;颅骨较软,头发打结且稀疏,后脑勺脱发明显。追问病史发现小红每天的户外活动时间不足1个小时,较少服用鱼肝油、钙剂等。通过检查发现,小红体内的维生素D偏低,初步考虑为佝偻病。

佝偻病是一类以多因素导致钙磷代谢异常、骨化障碍而引起以骨骼病变为主要特征的慢性疾病,其中,维生素D缺乏性佝偻病最为常见。母亲妊娠期营养不良、早产,都可导致婴儿体内维生素D贮存不足;长期缺少日照可使体内维生素D生成不足;早产儿生后生长发育快,需要维生素D较多,若食物中补充维生素D不足,也易发生佝偻病。

佝偻病分为4个时期。

(1) 初期(早期)

多见于 6 个月以内,尤其是 3 个月以内的小婴儿,常有神经兴奋性增高的表现,如易激惹、烦躁、汗多、刺激头皮而摇头等。此期常无骨骼改变。

(2) 活动期(激期)

早期维生素 D 缺乏的婴儿若未经治疗,继续加重,钙、磷代谢失衡可导致典型的骨骼改变。6 月龄以内以颅骨改变为主,颅骨软化,可有压乒乓球样的感觉。6~8 月龄阶段头型变成方盒样。1 岁左右的小儿可形成鸡胸,小儿站立与行走后,形成严重的膝内翻(O 型腿)或膝外翻(X 型腿),有时有"K"型样下肢畸形。

(3) 恢复期

经过治疗,症状和体征逐渐减轻或消失,血钙、磷恢复正常水平。

(4) 后遗症期

多见于 2 岁以后的儿童,因程度严重,残留不同程度的骨骼畸形。

治疗佝偻病主要包括补充维生素 D 及钙剂,适当增加含钙、磷丰富的食物(如牛奶、配方奶、豆制品等)。同时,应注意加强营养,保证足够奶量,及时添加转乳期食品,坚持每日进行室外活动。

一般情况下,早发现、早治疗可治愈佝偻病,尤其是年龄较小的患儿,病情比较轻,能及时接受正规的治疗,治愈率非常高。病情较严重的患儿如已经出现 X 型腿、O 型腿、鸡胸等骨骼畸形,需及时采取手术矫正,治愈率大大降低,且可能会有后遗症。

> **温馨小贴士**
>
> 营养性维生素 D 缺乏性佝偻病是自限性疾病,一旦婴幼儿户外活动充足,便可自愈。但如果已经出现严重骨骼畸形,则需要进行手术矫正。建议合理调整患儿日常饮食结构,多吃富含维生素 D 和钙的食物,适当进行室外活动。无论是预防还是治疗,都需要长期坚持,绝不可"三天打鱼,两天晒网"。

32. 找不到原因的矮小，应该怎么办

生活实例：7岁的小明身高只有110厘米，他在教室里座位越来越靠前，比同班的男孩个子矮好多。小明妈妈很焦虑，本来想等等看小明会不会是晚长，但又很担心错过了治疗时机，于是带小明到医院检查。医生做了全面检查后排除了生长激素缺乏症、小于胎龄儿、染色体异常，以及内、外科疾病等导致的身材矮小，发现其身体健康，但目前身高处于矮小范围，考虑小明是"特发性身材矮小"。

将100个同年龄、同性别的孩子从高到矮排队，如果处于倒数第三名以内，就属于医学上的"矮小症"。像小明这种目前病因还未明确的矮，称为"特发性矮小症"。60%~80%的矮小症儿童都是特发性矮小，最常见的原因包括体质性青春期延迟、家族性身材矮小等。

身高处于矮小范围的孩子，如不给予干预，会影响成年终身高。对于明显受身材矮小困扰的儿童可给予药物和心理治疗，建议以重组人生长激素治疗，国内推荐起始治疗年龄为5岁。

温馨小贴士

对于特发性矮小的患儿，建议在5岁以后尽早在医生指导下使用生长激素治疗。患儿年龄越小，治疗效果越好，且治疗费用越少。一旦患儿骨骺接近闭合，再进行治疗，基本没什么效果。治疗期间应遵医嘱，定期到医院检查，合理调整剂量；评估生长发育状态，治疗期间，保证每日充足睡眠，坚持运动，推荐跳绳、打篮球、摸高跳等纵向运动，减少负重运动。

重组人生长激素治疗特发性矮小是国内外均推荐的治疗方法,规范治疗总体是安全有效的,在身高增长的同时,不会使孩子的骨龄加快成长,不会导致骨骺提前闭合,且无青春期提前的不良反应。但是,因个体差异的存在,疗效有所不同。

33. 特纳综合征患儿可以像同龄小孩正常生长发育吗

生活实例:花花现在已经是个12岁的大女孩了,身高比同班同学矮很多,目前只有135厘米,妈妈一直觉得花花可能是晚长。直到班里很多同学都已经来月经了,而花花连乳房都没发育,妈妈这才意识到不太正常,决定带花花到医院看看。医生对花花进行整体评估后,发现花花的外阴呈幼稚型,B超检查结果发现子宫像刚出生时的一样小,没有看到明显的卵巢,抽血进行染色体核型检查,提示花花只有一条X染色体。医生遂告诉花花妈妈,确诊花花患有特纳综合征。

特纳综合征又称先天性卵巢发育不全,属于性发育异常疾病中的性染色体异常疾病,是人类唯一能生存的染色体单体综合征,其发病率在活产女婴中为1/4 000～1/2 500。特纳综合征是由于患儿只有一条完整的X染色体,另一条性X染色体完全或部分缺失,或者发生结构异常所致。其典型的临床表现为身材矮小、性腺发育不良,以及特殊的一些躯体特征,如颈蹼、盾状胸、肘外翻等。

特纳综合征治疗的目的是提高患者最终身高,诱导性发育及维持第二性征,提高患儿的骨密度,同时防治各种并发症。主要包括两方面的治疗:一是使用生长激素促生长治疗,二是在适当的年龄补充性激素治疗,人工诱导发育,提高患儿的骨密度,降低并发症的发生率。

大约90%特纳综合征女性的卵巢储备会在成年前耗尽,因此,大多数特纳综合征女性在成年前即面临潜在不孕症,仅有2‰~5‰的特纳综合征女性可自然受孕。目前,儿童期卵巢组织冷冻保存、增卵辅助生殖技术在临床试验中,有少量成功案例报道。

> **温馨小贴士**
>
> 特纳综合征可导致多个器官异常,随年龄增长,主动脉扩张、高血压、糖尿病等疾病的发生率增加,还可能存在其他社会心理问题。因此,特纳综合征患者需要长期治疗、随访,治疗需要内分泌科、妇科、心血管科、遗传及产前诊断科、心理咨询科、耳鼻喉科、皮肤病科和消化内科等多学科的共同合作,制订个性化治疗方案。

34. 家里的人都矮,是不是就没办法长高了

生活实例:小东常因身高问题感到自卑,妈妈很担心,于是带小东到医院看看有没有什么办法可以帮助小东长高。医生仔细询问小东的病史并对其进行全面检查后发现:小东足月出生时身长仅48厘米,从小就比同龄小孩的身高矮。他的爸爸身高160厘米,妈妈148厘米,15岁的姐姐身高也只有150厘米,提示小东没有生长激素缺乏,骨龄也与年龄相符,考虑小东为家族性身材矮小。

家族性身材矮小是因遗传基因缺陷所引起的矮小,患儿的父母或者直系亲属中常有身材矮小者。这样的孩子生长曲线和正常儿童的曲线平行,骨龄也与实际年龄符合,但每年的生长速率在正常范围的低限,日积月累,成年终身高较矮。

身材矮小是可以治疗的,家族性身材矮小也不例外。孩子的身高是受多种因素影响的,后天的环境、营养、健康管理等都影响着儿童的生长情况,

保证良好的营养供给,有利于改善身高。

家族性身材矮小的孩子生长激素分泌正常,生长速率也正常,除了矮小没有其他疾病,通过基因检测发现家族性矮小的病因,明确遗传缺陷,结合生长激素治疗,可以使其中相当部分的儿童身高得到改善。

35. 生长激素缺乏症,长大了会自愈吗

生活实例:5岁的小黄身高不到1米,出牙也比别人晚,而小黄爸爸、妈妈、哥哥的身高都正常。小黄妈妈担心小黄以后长不高,于是带他到医院咨询医生,看看会不会是晚长。医生仔细询问了小黄的病史,发现家族三代里并没有晚长的亲属,对其做了全面检查后,医生告诉小黄妈妈,小黄不属于晚长,而是生长激素缺乏症。

生长激素缺乏症是由于脑垂体合成和分泌生长激素减少,或由于生长激素分子结构异常引起的生长发育障碍性疾病,俗称侏儒症。

生长激素缺乏症患儿会出现以下表现:身高落后于同年龄、同性别的正常健康儿童身高的第三百分位数或减2个标准差以下;年生长速率<7厘米/年(3岁以下),<5厘米/年(3岁至青春期前),<6厘米/年(青春期);匀称性矮小、面容幼稚;智力发育正常;骨龄落后于实际年龄;两项生长激素激发试验生长激素峰值均<10纳克/毫升;血清胰岛素样生长因子-1水平低于正常。

生长激素缺乏症患儿随着年龄的增长并不能自愈,本身可能因为一些原因无法生成足够的生长激素,需要外源补充。应用生长激素治疗的患儿应定期在儿科内分泌门诊监测治疗的有效性和安全性。目前认为年龄越小,疗效越好,以第1年效果最好,以后效果有所下降。为改善身高,生长激素缺乏症患儿的治疗疗程宜长,可持续至身高满意或骨骺闭合。

矮小的治疗是药物联合心理、生活干预的综合治疗,患儿在用药的同时

也要进行生活方式干预,不能一蹴而就,需要医生和孩子、父母长期配合,共同帮助孩子改善身高。

生长激素治疗的不良反应通常较小,主要有注射部位的皮肤反应,停药后可消失。在极少数情况下,孩子可能会出现头痛、呕吐或视力问题,比较少见。颅内高压、葡萄糖耐受不良、股骨头骨骺滑脱、脊柱侧弯属于比较罕见的情况。

36. 孩子矮小,可能是得了罕见病

生活实例: 小紫妈妈在产检时候就发现孩子比同胎龄的宝宝小很多,产检医生建议小紫妈妈做染色体芯片检查,结果显示是正常的。孕38周时,小紫出生了,可身长只有39厘米,体重1.5千克,一出生就被送进了保温箱。详细检查后发现,小紫还有黄疸、贫血、动脉导管未闭等问题。出生后,小紫喂养困难,全家人精心照顾,希望小紫健康成长。小紫3岁时,妈妈忽然发现她的两只胳膊长短和粗细都不一样,仔细一看发现脸也不对称。妈妈吓坏了,立刻带小紫去儿童内分泌代谢科找专家就诊,医生告诉妈妈,孩子可能患了一种罕见的疾病,叫拉塞尔-西尔弗征,之后做了甲基化的基因检测,证实了医生的判断。

拉塞尔-西尔弗征是一类罕见的先天性疾病,是甲基化异常导致的遗传性疾病,发生率为1/100 000~1/30 000。由于基因的调控发生异常,并不一定有基因序列的改变,因此,常规的基因检测方法不一定能检测出来,需要采用甲基化的检测技术。

拉塞尔-西尔弗征患儿会有下面这些表现。

- 身长体重异常:孩子足月产后身长和体重低于第三百分位数,但头围正常,因此表现为相对巨颅,喂养困难,生后无明显的生长追赶。

- 特殊的头面部表现：如三角脸、前额突出等，嘴巴宽大伴口角向下等。
- 躯体不对称：除了典型的四肢不对称外，还可见躯干和头部器官的不对称。
- 喂养困难：患儿缺乏饥饿感，食欲差，进食缓慢，吞咽功能障碍等。
- 其他器官异常：如性腺异常、心脏异常、脊柱畸形、唇腭裂及智力障碍等。

拉塞尔-西尔弗综合征的治疗依据年龄段的不同有其自己的侧重点，婴幼儿期的患者着重于解决喂养困难，避免低血糖、缺钙及营养不良的发生；对于儿童及青少年时期的患者来说，重点关注身高问题，这是治疗后增加身高的一个重要时间段，通过调整营养及使用生长激素来改善身高，需要长期的随访关注。

温馨小贴士

拉塞尔-西尔弗征是一种临床上较罕见的先天性基因异常疾病，凡是生后身长、体重较同龄孩子明显小，同时肢体左右大小不对称，都要考虑这个病，需要尽早到医院检查接受治疗。

37. 甲状腺功能减退对生长发育影响大吗

生活实例：13岁的小青原本是一个很开朗、漂亮的小姑娘，最近却不爱与人说话了，学习成绩也急剧下降，干什么都没有精神。她开始变得贪睡，月经也不规律了，人越来越胖，皮肤变得干燥粗糙，脸有些虚肿、表情淡漠，就像变了一个人一样。妈妈觉得小青会不会是有什么心理问题，于是带她到心理科进行了疏导，但是心理科医生却建议她去看内分泌科。内分泌科医生对小青进行了检查，告诉小青妈妈，小青患有甲状腺功能减退症。

甲状腺功能减退症简称甲减，是由于先天或后天原因引起甲状腺激素合成和分泌减少，导致全身新陈代谢降低的内分泌疾病。按照病变发生的部位可以分为原发性甲减、中枢性甲减、甲状腺激素抵抗综合征三类。

甲减发病隐匿，病程长，不少患者缺乏特异性症状和体征。典型症状包括以下几方面。

- 代谢功能减低：患者畏寒、少汗、乏力、体重增加、体温可能低于正常。
- 精神神经系统：轻者有记忆力、注意力、理解力和计算力减退，嗜睡，反应迟钝。重者可表现为痴呆、精神异常、可出现黏液性水肿昏迷。
- 心血管系统：患者心率减慢，严重者出现心包积液，即为甲减性心脏病。
- 消化系统：患者食欲减退，出现腹胀、便秘等症状，偶尔会导致黏液水肿性巨结肠或麻痹性肠梗阻。
- 内分泌系统：儿童患甲减可致生长发育迟缓、月经紊乱、月经量增多。

典型患者有甲减面容：颜面虚肿、表情呆板、淡漠，称为"面具脸"。患者可出现面色苍白、眼睑水肿、唇厚舌大；皮肤干燥粗糙，皮温降低，手脚掌皮肤可呈姜黄色；毛发干燥稀疏，双下肢胫骨前方黏液性水肿，压之无凹陷；心动过缓、心音减弱、肠鸣音减弱，部分患者可出现麻痹性肠梗阻。

抽血查甲状腺功能提示血清促甲状腺素增高，总甲状腺素、游离甲状腺素、总三碘甲状腺原氨酸、游离三碘甲状腺原氨酸降低。

左甲状腺素是甲减替代治疗的主要用药，除少部分一过性甲减患者外，一般需终身用药。补充甲状腺素后患儿的症状可逐渐消失，不严重的大部分可恢复正常，不遗留后遗症。治疗中，患儿需定期复查，及时调整甲状腺素剂量，以免影响正常的生长发育。

原发性临床甲减的治疗目标是甲减的症状和体征消失，血清促甲状腺素、游离甲状腺素、总甲状腺素维持在正常范围。一经诊断，需要立即治疗。早期识别、早期治疗、规律用药可避免引起智力发育障碍、心脏问题、黏液性水肿等严重并发症。

38. 爸妈是"桥本",孩子需要注意什么

生活实例：10岁的小可之前一直品学兼优,个子在班级里属于比较高的。但是最近1年,小可的身高基本没怎么长,去年的衣服现在穿也刚好,还有老师也反映小可现在学习总不在状态,上课经常走神,整个人看起来一点精神也没有,学习成绩从原来的前几名下滑到倒数了。除此之外,小可妈妈还发现小可的脖子变粗了,并且越来越明显。于是她带着小可来到了儿童内分泌科就诊。通过医生的检查,小可确诊了"桥本甲状腺炎合并甲减"。

"桥本"的全称是桥本甲状腺炎,是一种自身免疫性疾病,也称为慢性淋巴细胞性甲状腺炎,是儿童后天性甲状腺功能减退最常见的原因。桥本多于6岁后发病,青春期是高发年龄,好发于女性,3岁以下罕见。

最常见的临床表现为甲状腺肿大,多呈双侧对称性、弥漫性肿大,也可有单侧肿大,一般无触痛。部分有颈部受压的症状。桥本合并甲减可伴有以下表现。

- 生长和青春发育紊乱：身高增长缓慢、骨龄延迟、青春期延迟,可诱发假性性早熟、月经不规律。
- 代谢率减低：表现为昏睡、乏力、学习成绩下降、便秘、怕冷、低体温、少汗、皮肤干、声音嘶哑、脱发、体重增加、黏液性水肿等,严重者可累及心脏。

合并桥本的甲亢初期,部分患儿可能出现一过性甲亢表现,可表现为心慌、心率增快、多汗、失眠、注意力不集中、大便次数增多等。

桥本甲状腺炎是有一定遗传性的。研究发现,桥本甲状腺炎是一种多基因遗传病,但较多地受环境因素的影响。换言之,孩子即使存在桥本甲状腺炎的易感基因,但若缺乏相应的环境因素,也不一定会发病。因此,无桥本甲状腺炎家族史的父母生出了患桥本甲状腺炎的子女,除了父母双方遗

传基因的重新组合可能使子女具有了桥本甲状腺炎的易感基因之外,不容忽视的是父母与子女环境因素的不同,常见的诱发因素包括感染、情绪、压力、缺硒、碘摄入过多、辐射暴露等。

如果父母有"桥本",首先要关注孩子有没有相应的临床症状,比如脖子粗、身高增长缓慢、乏力、学习成绩下降、便秘等。如果出现前期的可疑症状,建议前往儿童内分泌专科进行甲状腺功能、甲状腺自身抗体及甲状腺B超检查,及时确诊,以免造成更严重的危害。

> **温馨小贴士**
>
> 桥本患者如果甲状腺功能正常、甲状腺轻度肿大而无明显压迫症状者,无需特殊治疗,仅要求低碘饮食,采纳有益于健康的行为和生活方式,如保持心情舒畅、保障睡眠、锻炼身体等。如果发生甲减,则需要补充甲状腺素,并定期检查甲状腺功能、甲状腺自身抗体及进行甲状腺B超,监测疾病变化,随时调整治疗方案十分重要。

39. 宝宝脾气暴躁,真的只是性格问题吗

生活实例:小明最近冲动易怒,在学校里经常吵架。他的父母焦急万分,四处求医问药,连心理医生都看了好几个,但仍没有解决问题。在就医过程中,他们遇到了一位细心的医生。医生注意到小明的脖子轻微肿大,眼睛也有轻微的突出。经过一系列检查,终于找到了小明这一系列改变的原因——甲亢。

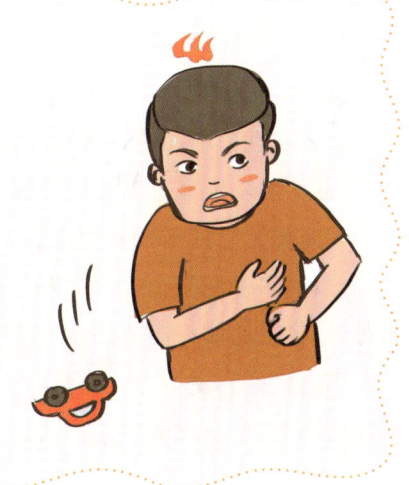

甲亢全称为甲状腺功能亢进症，是一种由于甲状腺合成或分泌过多的甲状腺激素所引起的内分泌疾病。这种状况会导致人体代谢增强、增快，并可能引起一系列亢奋的表现，如情绪激动、烦躁、心动过速等。

甲亢的病因分类主要有以下 4 大类。

- 格雷夫斯病：最常见的甲亢类型，通常与自身免疫反应有关，导致甲状腺功能亢进。
- 甲状腺自主高功能腺瘤：甲状腺内的一个或多个腺瘤自主分泌甲状腺激素，不受正常的调控机制影响。
- 结节性毒性甲状腺肿：甲状腺内的结节导致局部或全身性的甲状腺激素过量。
- 其他原因：包括某些药物引起的甲亢、垂体肿瘤导致的甲亢等。

治疗甲亢主要有药物治疗、放射性碘治疗和手术治疗 3 种方式，这些方式各有利弊，要根据患儿的具体情况进行选择。

（1）药物治疗

使用抗甲状腺药物抑制甲状腺激素的合成。药物治疗对甲状腺功能的抑制安全可逆，适用于轻、中度甲亢。但长期服药，可能产生不良反应，如皮疹、肝功能损害、粒细胞下降等，需要监测甲状腺功能、血象、肝肾功能等，定期调整药物剂量。

（2）放射性碘治疗

通过口服同位素 ^{131}I，破坏甲状腺组织以减少激素产生。单次治疗，疗程短，治愈率高。但治疗后可能出现甲减，需终身补充甲状腺素。

（3）手术治疗

部分或全部切除甲状腺，适用于药物和放射性碘治疗无效或有禁忌的患者。一次性解决问题，无需长期服药。但存在手术风险，可能导致声带损伤、甲状旁腺功能减退等并发症的发生。

甲亢患儿生活指导和注意事项有以下几方面：避免过量摄入碘盐，保持均衡饮食，多食用富含维生素和矿物质的食物；保证充足的睡眠，避免过度劳累，适当参加体育活动，但不宜进行剧烈运动；保持良好的心态，家长应给予更多的理解和支持，避免过度的压力和刺激；按时进行甲状腺功能检查，监测病情变化，及时调整治疗方案；帮助患儿了解疾病，鼓励他们积极配合治疗,增强治愈的信心;正确服用医生开具的药物,不随意更改剂量或停药,注意观察药物不良反应;避免接触放射性物质和有毒化学品,保持良好的生活习惯和个人卫生;出现高热、烦躁不安、心动过速等异常症状时,应立即就医,以防出现甲亢危象,危及患儿生命健康。

40. 孩子经常骨折是有什么问题吗

生活实例:小柚子出生时非常健康,6月龄时在床上翻滚跌落后哭闹不止,到医院就诊发现右侧股骨骨折,予以石膏固定后好转。现在小柚子4岁了,但因摔倒或轻微外伤已经反复骨折6次了。小柚子的爸爸、妈妈带她到医院就诊,医生询问了小柚子病情后仔细查体,完善了骨代谢的相关检查,并做了一个基因检测,最终诊断为"成骨不全(COL1A1基因突变)"。

反复骨折的原因有很多,包括但不限于骨质疏松、成骨不全、骨肿瘤或骨纤维异常增殖症等导致的骨骼结构脆弱。骨质疏松以老年人及绝经期女性多见;对于儿童来说,成骨不全是反复发生骨折最常见的原因。

成骨不全是一种罕见的遗传性疾病,也被称为"脆骨病"。至少90%的成骨不全存在遗传缺陷,其中85%~90%源自Ⅰ型胶原编码基因(COL1A1/COL1A2)的致病性变异。成骨不全的临床表现异质性大,重者宫内即出现多发性骨折和围生期死亡,轻者成人期身材接近正常且骨折发生率低。骨骼表现主要为自幼起病的轻微外力所致的反复骨折、进行性骨骼畸形、不同程度的活动受限;骨外特征包括蓝色或灰色巩膜、听力损失、皮肤过度松弛、关节过度伸展和牙本质发育不全,部分还存在面部畸形及心血管、神经、呼吸系统异常。

成骨不全目前尚无治愈手段,以综合、支持、对症治疗为主,疗效因患者的年龄、严重程度和功能状态而异。成骨不全主要采取多学科治疗,包括物理治疗、药物治疗和手术干预,早期侧重基础生命支持;双磷酸盐类仍为主要用药,常用于存在骨折高风险的中至重度成骨不全患者。重点是改善骨骼健康,改善肌力、活动度、功能和生存质量。

> **温馨小贴士**
>
> 成骨不全仍以临床诊断为主,孩子如存在复发性骨折、骨畸形和(或)身材矮小,或宫内超声发现胎儿长骨较短,或有家族史,应高度怀疑成骨不全,早期完善基因检测有助于诊断,早诊断、早治疗可以避免严重骨骼畸形及反复骨折的发生。

第二章
那些孩子发育的知识

关于孩子身体里神秘发育力量，
你能做什么。

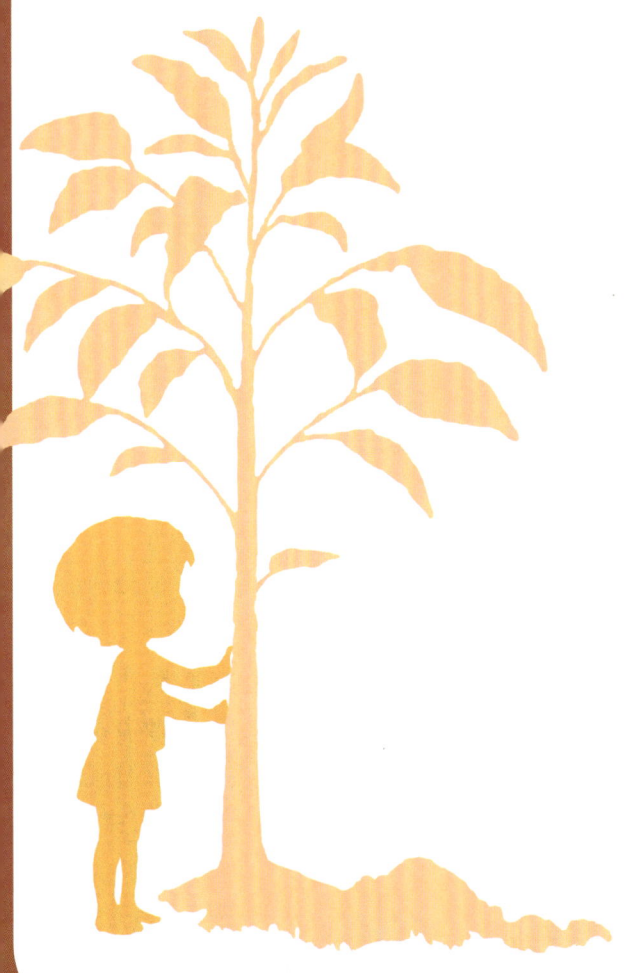

孩子真的开始发育了吗

41. 内分泌腺体——调节身体的"隐形高手"

生活实例：小学四年级的小朋拥有一张胖乎乎的圆脸，他聪明活泼，成绩优异，可身高只有105厘米，与他4岁的妹妹站在一起看上去差不多高。妈妈忧心忡忡，发愁孩子为何总是长不高呢？于是带小朋去了医院，医生详细询问了小朋的情况，检查身体后，开了不少检查单。小朋妈妈很是疑惑：为什么要查肝肾功能、电解质、甲状腺素、生长因子、肾上腺皮质激素等这么多项目？

如果将人体比作江湖，那么有八大系统维持着身体的正常运转，其中之一的内分泌系统就是传说中的"隐形高手"，它无处不在，又不轻易被感知，是名副其实的"隐形调控者"。在内分泌系统中，下丘脑、垂体、甲状腺等八大腺体如同高手般，共同调节着身体的新陈代谢、生长发育、内环境稳定等。

下丘脑位于大脑组织的中央，成年后下丘脑的大小约为4立方厘米，占全脑的0.3%，重量仅约4克。下丘脑如同大脑与身体之间的桥梁，接收着大脑的指令，掌管着所有内分泌腺体的启动，指导着各个器官进行工作，是内分泌系统的"最高司令部"。孩子性发育的开始就取决于下丘脑的激活指令。

垂体的重量仅0.5~0.6克，是内分泌系统的"二级司令部"，接受来自下丘脑的指令，指挥着"下属们"如甲状腺、肾上腺、骨骼等开始工作。同时，它还要根据"下属们"的反馈来调整激素水平。

甲状腺的外观如同蝴蝶，守护在气管两侧。它分泌的甲状腺激素如同剑气一般，促进着人体的新陈代谢、骨骼发育和神经系统发育。

肾上腺位于肾脏上方的三角形腺体，如同肾脏的"小帽子"。别看它小，分泌的糖皮质激素、盐皮质激素对儿童生长特别重要。更重要的是它还可以合成、分泌雄激素，在毛发的生长及性发育过程中起着重要作用。当肾上腺皮质激素合成障碍时，就会出现"安能辨我是雄雌"的尴尬局面；如果激素合成过多，会出现"蹿个子"的假象，往往最终身高不理想。

男孩的性腺是睾丸，分泌雄激素，雄激素促进阴茎的增大和阴毛的生长等；女孩的性腺是卵巢，分泌雌激素和孕激素，促进乳房、子宫的增大及阴毛的生长等。

其他还有甲状旁腺、胰腺、胸腺、松果体等"江湖成员"，虽然地位不同，但都拥有独特的技能和职责，共同维护着身体状态的和谐与稳定。

下丘脑-垂体-性腺轴启动是个复杂的过程，在不同的生长阶段，孩子体内的性激素水平不同，下丘脑-垂体-性腺轴会呈现不同的活动状态。青春发育期前，下丘脑-垂体-性腺轴处于抑制或静止状态，直到青春期，下丘脑-垂体-性腺轴才会"苏醒"。其中重要的激活信号是下丘脑弓状核神经元分泌的一种叫作"亲吻素"的因子，它会促进下丘脑和垂体分泌和释放促进性腺发育的激素，发挥促进性征发育的作用，推进青春期的发展。

> **温馨小贴士**
>
> 孩子的青春发育是一个复杂而神奇的过程，涉及多个内分泌腺体的协调作用。内分泌腺体的功能是非常复杂的，它们相互作用，共同维护着身体的正常运转。如果孩子出现吃得好、睡得好，但长不高等问题，一定要及时去医院就诊。

42. 甲状腺激素会影响生长发育吗

生活实例：小男孩聪聪9岁了，身高只有121厘米，体重22千克，在同龄人中显得特别矮小。他的父母都不矮，但聪聪却像是被时间遗忘了一样，生长缓慢。8岁那一年，他仅仅长了2~3厘米。聪聪平时食欲不佳，经常便秘，学习成绩一般，也不喜欢运动，总显得有些孤独。经过一番仔细的检查，聪聪被医生诊断为"桥本甲状腺炎合并甲状腺功能减退症"。令人惊喜的是，在接受甲状腺激素治疗后，聪聪仿佛变了个人，胃口好了，人也变得活泼了，还主动与小朋友们交往了。

甲状腺像是孩子成长路上的"隐形推手"，它分泌的甲状腺激素是孩子成长的"加速器"。这"推手"有三大超能力。

- 燃烧热量：为孩子提供源源不断的能量。
- 助力长高：促进骨骼生长，让孩子个子更高。
- 开启智慧：帮助孩子大脑发育，变得更加聪明。

甲状腺激素与孩子的成长密不可分。在孩童时期，如果甲状腺激素分泌不足，孩子可能会长不高、反应迟钝，出现塌鼻梁、眼距宽等，甚至智力低下。青春期时，如果甲状腺激素分泌不足，不仅影响孩子的身高，还可能造成生殖系统发育障碍，严重时会导致不孕不育。此外，还可能引发孩子情感淡漠、社交恐惧等心理问题。

当甲状腺激素分泌过多时，孩子可能会变得亢奋，出现食欲大增、腹泻、心率加快、易怒、失眠等表现；而甲状腺激素分泌不足时，孩子则可能会出现懒散、体重增加、嗜睡疲倦、便秘、注意力不集中等表现。这些症状都可能影响孩子的日常生活。

有以下情况的孩子需要关注甲状腺：父母有甲状腺疾病史；生长缓慢，

身高不理想；情绪不稳定，如焦虑、抑郁、暴躁等；怕冷或怕热，疑似甲状腺功能减退或亢进；食欲不佳，经常便秘或者食欲太好，容易饥饿。

温馨小贴士

甲状腺虽小，但其分泌的甲状腺激素却对孩子的成长发育有着至关重要的作用。无论甲状腺激素分泌过多还是过少，都可能对孩子的健康产生不良影响。因此，一旦孩子出现上文提及的症状，一定要及时就医，确保孩子健康成长。

43. 生长激素在生长发育中有多重要

生活实例：活泼可爱的成成 7 岁 9 个月了，他爸爸的身高 180 厘米，妈妈的身高 160 厘米，但成成的身高却只有 117 厘米，从小就显得比同龄人要矮一些。一次在生长发育门诊就诊时，医生告诉成成的家人，孩子的身高目前属于矮小范围，需要查找原因。经过住院全面检查，成成被诊断为"生长激素缺乏症"。

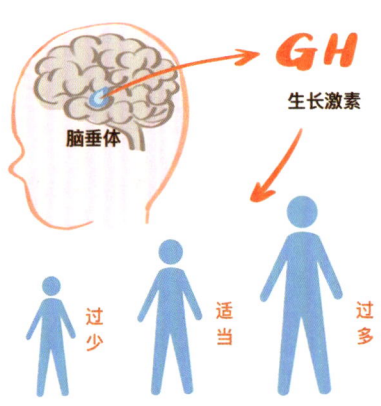

生长激素是由大脑中垂体分泌的一种特殊蛋白质,它像一只"小精灵",穿梭于肝脏、骨骼中,魔法棒一挥,宝宝的骨骼就会变长,男孩子变成高大威武的王子,女孩子变成亭亭玉立的公主。

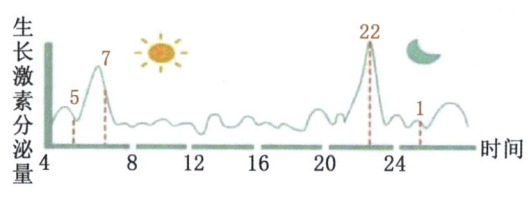

生长激素24小时分泌情况

生长激素的分泌不是一成不变的,它有自己的"作息规律"。在一天之内,生长激素的分泌有昼夜规律,通常深度睡眠状态下(22:00—5:00)有两个高峰期,低的时候可以低至0。因此,要准确判断生长激素是否充足,通常医生会采用药物激发试验来评估生长激素的分泌情况。当然,这个试验需要在医生的监护下进行。

生长激素缺乏的原因多种多样,有时是因为它的"生产线"(下丘脑或脑垂体)先天缺陷,也有后天出了问题,比如外伤、脑炎或者长了肿瘤等。只要我们发现孩子的身高存在明显问题,就应该及时咨询专业医生,寻求帮助。

虽然生长激素是孩子长高的"秘密武器",但分泌过多也会带来问题。过多的生长激素在幼年时会导致"巨人症",成年后则可能出现"肢端肥大症"。此外,生长激素还与血糖、血脂等代谢方面密切相关。因此,在对待生长激素的问题上,我们需要保持科学的态度,既要关注它的缺乏,也要警惕它的过剩。

温馨小贴士

生长激素与孩子的生长发育息息相关,一旦缺乏会严重影响孩子的身高。因此,家长要细心观察孩子的生长情况,出现以下情况要关注孩子是否缺乏生长激素:孩子吃得香、睡得好,但身高却明显较同龄人矮;孩子的生长速率明显慢于同龄人,比如裤子可以穿好几年都不换;孩子的骨龄落后于实际年龄 2 岁以上。一旦发现孩子身高明显落后或生长速率过慢,就应该及时咨询专业医生,做到早发现、早干预,以免错过最佳的治疗时机。

44. 性激素与生长发育有关系吗

生活实例:小明刚满 12 岁,他发现自己最近变得越来越高了,以前需要踮起脚尖才能碰到的书架,现在一伸手就能够到。不仅如此,他的声音也变得低沉了许多,亲戚朋友们都说他像个"小大人"了。妈妈笑着告诉他,这些都是青春期的变化,是身体在成长的信号。

性激素是由身体内的卵巢或睾丸精心配制的"魔法钥匙",这青春期的"魔法钥匙"轻轻一转,就开启了身体成长的神奇之门。对于男孩来说,睾酮就是那把神奇的"钥匙",一旦它转动起来,男孩的身体就会迅速进入成长的"快车道",声音变得低沉,肌肉变得结实,还会长出胡须和腋毛;对于女孩来说,雌二醇则是她们的"魔法钥匙",让女孩的胸部逐渐发育,月经也如约而至,身体变得更加柔软,逐渐展现出迷人的女性魅力。

性激素让骨骼不断生长和发育,孩子们的身高就像雨后春笋般迅速增长,也就是平时说的"蹿个子"。除了让身体长高外,性激素还会让肌肉细胞变得更加活跃,不断生长和增强,使肌肉变得更结实、有力。

性激素让性器官发育成熟,睾酮会让男孩的睾丸变得强壮,产生精子;而雌二醇则会让女孩的卵巢发育成熟,产生卵子。另外,性激素还会对青春期的情绪和心理状态产生影响,孩子们逐渐学会如何与他人相处,建立起健康的情感关系。

但是,性激素对生长发育是一把"双刃剑"。

有时候,青春期的启动会提前或延迟。如果女孩在 8 岁前、男孩在 9 岁前就突然"蹿个子",家长们可别太高兴,这可能是青春期提前了。性激素分泌过早,骨骼生长过快,就像是早开早谢的花儿,提前达到生长极限,最终身高反而不高。同样,如果女孩 13 岁乳房还没发育、男孩 14 岁没有睾丸增大或出现其他性征表现,提示发育延迟可能,也要引起家长的重视,需要联系医生进一步评估。

> **温馨小贴士**
>
> 青春发育是一个连续的动态过程,女孩乳房发育、男孩睾丸增大是青春期发育最早的征象,而我们常常以为是最早征象的男孩变声,其实已经是青春发育的尾巴了。如果女孩在 8 岁前乳房发育,男孩 9 岁前睾丸增大,就提示性早熟了,建议咨询儿科内分泌医生,接受全面检查。

45. 青春期那点事儿

青春期是从儿童期过渡到成年期的重要过程,这个时期身体、心理和社会角色会出现显著变化。世界卫生组织(WHO)将青春期的年龄范围界定为 10~19 岁,因遗传、营养、健康状况、生活方式和环境等多种因素的影响,每个人青春期开始及持续的时间、进展速度等存在很大的差异。一般情况,女孩多在 10 岁左右,男孩多在 12 岁左右开始青春期的启动。然而,近年随着国内经济条件的改善,儿童营养状态的提高,很多孩子会出现青春期发育提前的现象。

进入青春期后身体会出现一系列的变化。首先就是第二性征的出现,这也是孩子进入青春期的标志。青春期早期女孩主要表现为乳房发育,男孩主要表现为睾丸增大。随着发育的进展,乳房、睾丸、阴茎会进一步增大,慢慢地还会出现阴毛、腋毛,伴有身高的生长加速。到了发育的后期,女孩出现月经初潮,男孩子则出现变声、长喉结和遗精。与此同时,孩子的生殖器官(女孩的卵巢、男孩的睾丸)也会逐渐成熟,为生殖功能打下基础。

除此之外,孩子们在青春期身体还会发生许多改变。内分泌系统发育成熟,体内的促性腺激素、性激素分泌明显增加,骨骼生长迅速,肌肉量增加,身体变得更加强壮;代谢率可能会增加,所以很多孩子会出现胃口大开、容易饥饿的现象;大脑继续发育,特别是前额叶,这与孩子决策、规划和社交能力的发展有关。

青春期也是情感和认知发展的重要时期。孩子的自我意识增强,开始更加关注自我,形成个人价值观和信念,因此可能会质疑父母、老师等权威人物的观点和规则。因体内激素水平的变化和大脑的发育,青春期的孩子常常会出现明显的情感波动,可能会对性、恋爱和人际关系产生兴趣。但由于自我控制和风险评估的能力还不够成熟,可能会尝试做出一些风险行为如吸烟、饮酒等。

可见,青春期是一个变化多端且充满挑战的时期,要让孩子顺利度过青春期,不仅要在身体上,还要在心理上给予孩子足够的支持。面对青春期的心理波动,家长和孩子都要学会情绪管理和缓解压力的技巧,要保持与孩子的良好沟通,要鼓励孩子建立积极的同伴关系,避免不良群体的影响,学会处理同伴压力。

青春期的孩子需要注意保持均衡、健康的饮食。要确保摄入足够的优质蛋白质,如肉类、豆制品、鸡蛋等,每天要喝250~500毫升的牛奶或其他奶类,摄入新鲜的蔬菜、水果及充足的谷类食物。要避免挑食、暴饮暴食等不良饮食习惯,还要减少高糖、高脂肪食物的摄入,避免肥胖和代谢紊乱的发生。

体育运动不仅有助于身体健康,还能促进食欲和营养吸收,特别是纵向运动,可以刺激骨骼生长,帮助孩子长高,要鼓励孩子多参加体育活动。良好的睡眠习惯对于青春期孩子的生长发育同样重要,保证每天8~10个小时的睡眠时间,才有助于青春期孩子的身心健康。

青春期是受遗传、代谢、营养和激素之间复杂的相互作用影响的。

(1) 遗传因素

包括了父母发育早晚和一些基因的变异等。一般乳房开始发育的时间是 10 岁左右，从乳房开始发育，到出现月经初潮平均需要 2～3 年的时间。孩子的早发育可能跟妈妈的青春期发育偏早有一定的关系，孩子可能会继承父母的生长模式。因此，家族史在评估孩子发育过程中也非常重要。

(2) 营养状态

女孩子对营养比较敏感，如肥胖女孩比正常女孩发生性早熟的风险增加 6 倍。

(3) 环境因素

其中就有环境内分泌干扰物，通俗地说就是可干扰人体保持自身平衡和发育过程的外源性化学物质。它们主要是在人类的生产和生活活动中排放到环境中的有机污染物，通过某些途径（如污染水源、食物或经皮肤吸收）进入机体后，可以干扰内分泌系统功能，从而影响到孩子的生长发育。此外，肠道菌群紊乱也会影响孩子的发育。

生活中常见的环境内分泌干扰物包括：洗涤剂、有机氯农药、有机磷农药、拟除虫菊酯、除草剂、塑料增塑剂、塑料制品焚烧产物、合成树脂原料、绝缘材料等。

> **温馨小贴士**
>
> 随着社会的进步和发展，儿童青春期启动的年龄呈逐年提前的趋势，儿童性早熟的发病率也逐年增高。儿童性早熟可能导致骨骺提前闭合，过早出现月经初潮，以及成年身材矮小，还可能带来一系列的心理行为问题。因此，预防儿童性早熟的发生，需要呼吁全社会关注环境因素对儿童性发育的影响，减少环境内分泌干扰物的产生，避免营养不良或过剩对性发育的不良影响。

46. 孩子从小长得快，是好事还是坏事

生活实例：8岁半的小枣一眼看上去就比同龄孩子高大壮实，她的身高140.5厘米，体重36千克。乳房发育1年多，近几天出现了月经初潮。小枣从小到大都比同龄人长得快，食欲旺盛，尤其爱吃薯条、炸鸡腿等油炸食品，小枣的爷爷、奶奶对她宠爱有加，对孙女想吃的东西有求必应，一度以孩子比同龄人长得快为骄傲。到医院检查发现小枣的骨龄已经11.5岁，并且还查出了高脂血症和糖代谢异常，结合临床表现和检测结果，医生诊断其为性早熟。

性早熟主要是孩子的性腺轴提前启动，从而导致第二性征提前出现，按照《中枢性性早熟诊断与治疗专家共识（2022）》的定义有以下几条。

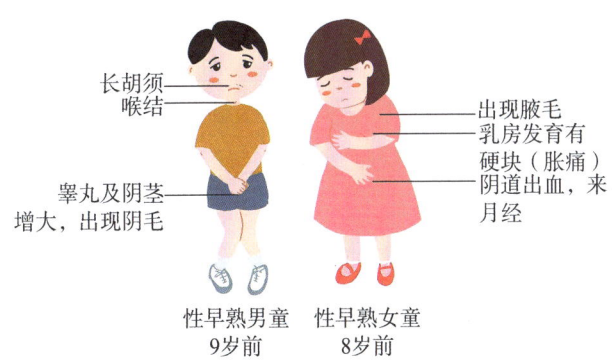

- 性征提前出现，即女孩7.5岁前乳房开始发育或10岁前出现月经初潮，男孩9岁前出现睾丸增大。
- 性腺增大，即盆腔B超显示女孩子宫、卵巢容积增大且卵巢内可见多个直径≥4毫米的卵泡，男孩睾丸体积≥4毫升。

- 血清促性腺激素及性激素达青春期水平。
- 多有骨龄提前,骨龄与实际年龄差≥1岁。
- 有线性生长加速,年生长速率高于同龄健康儿童。

从上述性早熟的定义中,可以看到家长在平时的生活中,最容易掌握的性早熟指标是发育年龄提前,还有线性生长加速。孩子一般在3岁到青春期前这一阶段,身高增长进入一个稳定期,每年身高增长5~7厘米,如果每年身高增长7~10厘米,那就是线性生长加速。其他的诊断标准需要到医院进行超声、骨龄和性激素等的检查才能确定。

需要注意的是,每个孩子的发育速度和时间都可能不同,不要过于焦虑或急于求成,定期体检是观察孩子发育的重要手段。同时,如果观察到孩子存在明显的发育问题,应及时咨询医生,以便得到及时、有效的帮助和指导。

预防儿童性早熟要做到以下几方面:合理饮食、控制体重,少吃高热量的食品,少喝含糖饮料,调整不合理的饮食结构(过多摄入肉类),多吃富含膳食纤维的食物;坚持适当的体育锻炼,每日有氧运动60分钟以上,如慢跑、游泳、骑自行车、跳绳、游泳等;养成良好的睡眠习惯,包括早睡、足够的睡眠时长、睡前不进食太多食物、不开灯睡觉等;不滥用营养滋补品和保健品;避免视觉污染,减少电子产品的使用,减少光刺激;避免环境污染,环境污染会导致环境内分泌干扰物增多,日常生活环境建议避开工业区或环境污染严重的地方,减少塑料制品、重金属等物质的接触。

此外,建立良好的家庭氛围很重要。有研究表明,家庭不和睦、父母陪伴少、责罚与性早熟明显相关。

温馨小贴士

目前孩子发育的年龄较爸爸、妈妈、爷爷、奶奶们大幅度提前,出现性早熟背后的原因十分复杂,过早的发育可能隐含着一些疾病的因素,需要及时处理。如果孩子出现性早熟,要及时到医院儿科内分泌专科就诊,通过检查发现性早熟的原因,并采取相应措施。

47. 性早熟的影响很大吗

性早熟是一种以性成熟提前出现为特征的性发育异常。从年龄上来看，如果女孩在 7.5 岁前、男孩在 9 岁前出现第二性征的发育，或者女孩在 10 岁前发生月经初潮，往往就意味着性早熟了。

性早熟对孩子有以下几方面的影响

(1) 影响成年身高

性早熟的孩子由于性发育过早，在性激素的作用下虽提前出现生长加速，身高较同龄儿童高，但也促进了骨骺提前闭合，导致生长期缩短。骨骺线一旦闭合，长高的空间也就基本消失了。因此性早熟孩子的终身高可能比一般人矮。

(2) 生殖系统卫生问题

如果来初潮时孩子年龄太小，可能还不具备良好的护理能力，或在学校因害怕被同学发现而一直不更换卫生巾，由此带来一些生理卫生问题，比如泌尿、生殖系统的感染。

(3) 心理障碍

性早熟会使孩子过早地出现第二性征及生殖器官的变化。由于身体的变化，会发现与同伴们不一样，害怕常人异样的目光，使得心智发育还不成熟的孩子出现如焦躁不安、恐惧、自卑的情绪问题，也可能使孩子产生诸如学习困难、有暴力倾向等表现。

性早熟不单是孩子发育年龄的提前，还会对孩子的身心健康产生多方面的影响。

从身体的发育角度，性早熟会使孩子出现骨骼的提早成熟，从而使骨骼加速生长，骨骺提前闭合，这意味着孩子身高停止生长了。这就使孩子的生长周期缩短，从而影响孩子的成年终身高，导致身材矮小。

从心理健康的角度，性早熟会使孩子出现自卑、焦虑、抑郁等负面情绪。由于这些孩子在体形、外表与周围小伙伴不同，孩子会感到困惑和不安，背负思想包袱。心理压力过大，可能影响学习成绩，甚至影响他们的自信心和人际交往能力。

性早熟还可能会对孩子的未来产生潜在影响。有的孩子因为性早熟，而出现过早的性行为，这就可能对孩子的身心健康产生不利影响，生殖能力也可能受损，增加患生殖系统疾病的风险。

为了减少性早熟给孩子带来的不良影响，家长在日常生活中应密切关注孩子的生长发育情况，一旦发现异常，应及时带孩子去医院就诊。医生会根据孩子的具体情况制订个性化的治疗方案，包括药物治疗、心理治疗等，以帮助孩子更好地应对性早熟带来的挑战。家长也应给予孩子足够的关心和支持，帮助他们树立正确的自我认知和价值观，以减轻心理压力，促进身心健康发展。

48. 男孩的乳房也会发育吗

生活实例：斌斌今年13岁了，近半年食欲旺盛，身高长高了5厘米，从可爱的小男孩逐渐长成了英俊少年。最近2~3个月，斌斌洗澡时发现自己乳头下长了小疙瘩，经常觉得胀痛。尤其最近天气越来越热，衣服穿少了，看起来越来越明显。斌斌将情况说给妈妈听，妈妈一听既疑惑又着急，男孩怎么会有胸部发育，第二天就带他去医院，医生做完检查后确诊斌斌为男性乳房发育。

在青春期早期（11~12岁），约30%的男孩会出现男性乳房发育，表现为乳房增大、乳腺组织生长（直径＞0.5厘米）；到14岁时，约65%男孩可有乳房发育。男性乳房发育主要的原因是男孩在青春期发育过程中由各种原因引起的体内血液中雌激素浓度相对过高，雄激素浓度相对偏低，也可能是体内雌激素受体的敏感性增加引起的。出现男性乳房发育的男孩大多在1~2年后症状明显缓解、消退，少数会持续到成年期，这种情况下自行恢复的可能性就比较小了。

临床上，有少部分男性乳房发育症是由于其他因素导致的。

（1）药物

有雌激素或作用类似于雌激素的药物，如避孕药、洋地黄等；促进内源性雌激素生成的药物，如促性腺激素、氯米芬等；抑制睾酮合成和（或）发挥作用的药物，如酮康唑、甲硝唑、西咪替丁等；其他引起男性乳房发育的药物，如异烟肼、钙通道阻滞剂、地西泮、氟哌啶醇、抗精神病药（尤其是利培酮）、质子泵抑制剂和三环类抗抑郁药等。

（2）性腺功能减退症

分为原发性（高促性腺激素性）性腺功能减退症，如克兰费尔特综合征、隐睾、睾酮合成酶缺陷，累及睾丸的感染性疾病（腮腺炎、埃可病毒感染、B组虫媒病毒感染、麻风病）、创伤（如睾丸扭转）和辐射等，以及继发性性腺功能减退症，如先天性促性腺激素释放激素缺乏、垂体肿瘤、高泌乳素血症等。

（3）肿瘤

如睾丸肿瘤、女性化肾上腺肿瘤、分泌绒毛膜促性腺激素肿瘤等。

（4）慢性全身性疾病

如慢性肝脏或肾脏疾病、营养不良、甲状腺功能亢进症、部分型雄激素不敏感综合征、先天性肾上腺皮质增生症、卵睾型性发育异常等。

这些都是比较少见的情况，一般在就诊过程中，通过询问病史、体格检查、实验室检查（如肝肾功能、性激素、甲状腺激素测定等）及影像学检查（如B超、MRI等），就可进一步明确有没有其他病理性因素。

经检查如果因病理性因素导致的，需要针对相应的病因进行干预，如停服药引起的停药乳房发育通常就会消退。青春期发育引起的生理性男性乳房发育大多数不需要药物治疗，可以定期随访、监测发育进展或者消退的情况，等待它自然缓解就可以了。如乳房比较大（直径＞4厘米）或快速进展或干扰日常活动或心理负担特别重的患儿，可考虑使用芳香化酶抑制剂（如阿那曲唑等）或选择性雌激素受体调节剂（如他莫昔芬）进行治疗。对于持续时间比较长（2年以上）、乳房特别大、心理负担特别重的患儿也可考虑通过整形手术切除乳腺。

> **温馨小贴士**
>
> 男性乳房发育是男孩在青春期发育过程中比较常见的生理现象之一,需前往医院进行健康筛查,排除病理性因素。大多数生理性男性乳房发育不需要药物治疗,只需定期随访、监测乳房发育情况。

你听说的发育传说是真的吗

49. 肥胖与性早熟有关系吗

近年来,全球儿童肥胖发病率普遍增加,儿童青春期启动时间显著提前,肥胖与性早熟呈现显著相关,肥胖女孩较正常女孩性早熟的发生风险增加6倍多,肥胖男孩较正常男孩性早熟发生的风险增加2倍多。

儿童肥胖可促进肾上腺皮质功能早现,导致身高增长加速及骨龄加速成熟,提前进入青春期。在导致单纯性肥胖的病因中,不当饮食,尤其是高热量、高蛋白食物的过多摄入是一个重要的因素,而较高的动物蛋白摄入量可能会导致青春期突增时间缩短,女孩较早出现乳房发育、男孩较早出现生殖器发育。

肥胖儿童常常具有高胰岛素血症。高胰岛素血症不仅会降低性激素结合球蛋白的合成、雌激素的灭活,也可增加芳香化酶的活性,使血清睾酮向雌激素转换加速,从而促进乳房提前发育。肥胖的性早熟女孩出现雄激素过多和多囊卵巢的风险增高。

营养过剩、肥胖还会导致儿童血液中瘦素类激素水平的增加,这些激素可以通过复杂的信号通路激活中枢性发育的调控神经元,从而出现发育提前。

长期以来,营养被认为是青春期启动的一个重要因素,肥胖可以影响儿童远期的生长发育,导致青春发育提前启动,尤其在女孩童年时期,肥胖是性早熟的危险因素。为了预防性早熟,家长需要在儿童时期注意孩子的饮食、运动,加强孩子的体重管理,避免因肥胖导致内分泌紊乱、脂肪肝、高血压、高血脂及糖代谢异常等一系列问题。

50. 青春期发育的早晚受什么影响

青春期是人体由儿童过渡到成人的特殊时期，也是性成熟的重要阶段，青春发育源于下丘脑促性腺激素释放激素发生器的促性腺激素释放激素神经元的启动，促性腺激素释放激素脉冲释放增多，激活垂体-性腺轴功能。目前认为青春发育是人体复杂的性状表型，青春发育启动受到遗传因素与环境因素的综合影响，50%~80%的个体差异可能与遗传因素有关，20%~30%与环境因素有关。

青春期启动年龄存在高度的遗传特征，如女儿与母亲出现月经初潮的年龄相似，同卵双胞胎女孩的月经初潮年龄、男孩的青春期启动年龄与身高突增年龄呈显著相关。随着基因检测水平的不断提高，已经发现多种基因（如亲吻素）突变就会导致性早熟的发生，在国外（如巴西）约30%的家族性性早熟孩子中可以找到基因突变，但在亚洲国家，基因突变发现率较低。

此外，复杂的染色体异常也与中枢性性早熟有关，如 $1p36$ 缺失、$7q11.23$ 微缺失导致的威廉姆斯综合征、$9p$ 缺失、7号染色体母源单亲二倍体导致的拉塞尔-西尔弗征综合征等均有较高比例的患者发生性早熟。

> **温馨小贴士**
>
> 研究发现，19%~27.5%的中枢性性早熟患儿具有性早熟家族史。基因突变是家族性中枢性性早熟的常见原因。因此，对于性早熟的儿童要注意了解父母在内的三代直系亲属青春发育的情况，如果存在家族性性早熟，可以通过基因检测的方法发现潜在的突变基因，早期发现，早期干预。

51. 孩子晚上睡觉开灯影响生长发育吗

有的孩子比较胆小,夜间睡觉喜欢开夜灯,这样孩子会有一种安全感。但如果长期开夜灯睡觉,对孩子的生长发育会有影响吗?

人脑的中间有个大小如黄豆的组织叫松果体,虽然只有 100～150 毫克重,但却是重要的内分泌器官,可感受环境中的光照变化,合成和分泌一种叫褪黑素的激素。孩子生后 3～4 个月就开始分泌褪黑素,1～3 岁褪黑素分泌最高,随后缓慢下降至稳定水平,35～40 岁出现持续下降,老年人最低。

黑暗是合成褪黑素的重要条件,褪黑素合成在夜间被激活;日光可以抑制褪黑素的合成,因此褪黑素的分泌具有日少夜多的昼夜节律性。儿童褪黑素开始分泌的时间是晚上 7～9 点。

科学研究发现褪黑素的夜间分泌增多能抑制下丘脑促性腺激素释放激素的脉冲释放,青春发育开始前高水平的褪黑素有助于下丘脑-垂体-性腺轴处于静止状态。国外多项研究认为夜间褪黑素水平的降低与孩子的性成熟具有一定的相关性,褪黑素水平下降的同时伴随性发育与性成熟的进展。青春发育延迟者有较高水平的褪黑素,性早熟孩子褪黑素水平较低。

> **温馨小贴士**
>
> 由于松果体分泌的褪黑素具有日少夜多的分泌节律,且与光照高度相关。较高水平的褪黑素有抑制性腺发育的作用,如果孩子长期开夜灯睡觉,可能导致光照过度,在夜间感受光源后,松果体褪黑素分泌水平就会降低,甚至停止分泌,不仅会引起睡眠紊乱,对青春期发育的提早也具有一定的促进作用。因此,不推荐孩子开着夜灯睡觉。

52. 女孩的内裤上有红色分泌物是什么

女孩外阴出现红色分泌物或者血液，如果孩子还比较小，往往爸爸、妈妈会吓一跳。其实，导致这种情况的原因比较多，不一定是早发育引起月经来潮。

女孩内裤上出现红色分泌物要考虑以下几点原因。

(1) 全身血液系统疾病

尤其是出血性疾病如血小板减少、血友病等，可能以少量的阴道出血为首发表现，同时孩子往往有牙龈、皮肤、消化道等其他部位出血，到医院血液科检查时会发现血小板降低或者凝血功能异常。

(2) 消化道出血

比如肛周疾病中的肛裂，是齿状线以下全程皮肤的裂隙，往往由于慢性便秘，粪块较为干硬，排便时肛门口过度扩张导致皮肤撕裂而出血，出血量不多，常在排便终末出现数滴鲜血，有时只有少许血丝，表现为内裤上有血迹，易与月经初潮混淆。但肛裂常常有肛门疼痛，排便后加重，且肛裂出血往往为鲜血，与女孩月经初潮出血颜色（红褐色，常常伴有小血块）明显不同，这些孩子往往有不吃蔬菜、水果等富含粗纤维食物的习惯。

(3) 外阴或阴道外伤

这种孩子常常在发现内裤上血迹前，有玩滑滑梯或骑跨于单杠、自行车、电动车或外阴碰到硬物等情况，部分小孩可以在外阴受伤部位看到伤口或瘀点、瘀斑。外伤导致泌尿道损伤发生尿道出血，易被误认为是阴道出血。

(4) 阴道异物

有些女孩由于好奇或不小心，将小玩具零件或纸屑等小物件塞入阴道，继发炎症感染，从而会有少量的阴道出血附着于孩子的内裤，但同时会伴有腥臭味的分泌物，部分孩子会明确提到会阴部位有疼痛感。

(5) 外阴阴道炎

由于 2~7 岁的女孩卵巢尚未发育，体内雌激素水平低下，阴道黏膜菲薄，外阴皮肤娇嫩，缺乏防御功能；小女孩阴道临近肛门，部分女孩便后擦拭方法不正确，可因粪便、尿液污染引发外阴阴道炎。这类小女孩的内裤上可有红色分泌物，且有腥臭味，外阴皮肤黏膜发红，分泌物增多。

（6）卵巢囊肿或畸胎瘤

体内分泌过量雌激素，出现不规则阴道出血，出血量可多可少，类似月经，可持续多天，到医院行卵巢B超检查往往可以发现囊肿之类的异常。

（7）误服含有雌激素、孕激素的药物或食物

孩子好奇误服了避孕药，发生撤退性出血，内裤上出现暗红色分泌物，往往出血量中等，内裤上血迹非常明显。女孩的乳晕、小阴唇有明显的色素沉着。

（8）纤维性骨营养不良综合征

女孩假性性早熟中比较常见的原因，B超检查会发现卵巢囊肿，典型的小孩皮肤往往有"牛奶咖啡"斑。

温馨小贴士

女孩内裤上有红色分泌物不等于月经初潮，多种因素均会导致女孩内裤上出现红色分泌物。一旦还没有到青春发育年龄的小女孩发现这种情况，需及时前往儿科内分泌门诊检查可能的原因，由于原因复杂，有些往往还需要住院进一步检查。

53. 女孩的内裤上有分泌物是发育了吗

生活实例：优优是个正在读二年级的小姑娘。最近一周，优优妈妈发现女儿的内裤上每天都有分泌物。优优妈妈很着急，这么小就有分泌物，是不是发育了呀？她赶紧带着优优去医院检查，医生询问了优优内裤分泌物出现的时间、性状，进行全面体格检查后，诊断优优为急性外阴阴道炎。

急性外阴阴道炎是指外阴和阴道的急性炎症反应,通常由多种原因引起,包括感染、刺激、过敏等。患儿可能会感到外阴部位有瘙痒、疼痛和烧灼感,外阴可能出现红肿,阴道分泌物可能增多,颜色、质地或气味可能发生变化。

急性外阴阴道炎的病因很多,有感染性的,由细菌、真菌(如念珠菌)、病毒或寄生虫(如滴虫)引起;也有非感染性的,如接触刺激性物质(肥皂、洗涤剂等)、过敏反应等。

女孩内裤上出现分泌物,除了上面提到的炎症,还有其他可能的原因。

女孩进入青春期后,生殖系统开始发育,体内激素水平发生变化,导致阴道生理性分泌物的出现。这些分泌物通常为无色或白色,无明显异味,量不多,随着月经周期的变化而有所变化。如果分泌物的颜色、气味或量出现异常,如黄色或黄绿色、有异味、量多,或者伴随外阴瘙痒、疼痛等症状,提示发生感染或存在其他健康问题。

在某些情况下,女孩内裤上出现分泌物可能是性早熟的迹象。通常还伴随乳房发育,生长加速,阴毛、腋毛的生长。

良好的个人卫生习惯对于预防感染非常重要。每天使用温水清洗外阴部,选择柔软、透气的棉质内裤,鼓励孩子多饮水、不要憋尿,小便后擦拭。如果分泌物出现异常或伴有外阴瘙痒、疼痛等症状,应及时就医。医生通过检查可以确定病因,并提供更具针对性的治疗方案。家长也应教女孩了解青春期的生理变化,鼓励开放沟通,为她们答疑解惑。注意观察孩子的身体变化,及时寻求专业意见。

54. 女孩外阴有异味是没洗干净吗

生活实例:小悠4岁了。最近,小悠妈妈总觉得小悠的外阴有股异味,于是带着小悠去医院检查。医生询问小悠的情况,并进行全面检查后,诊断小悠为"急性外阴炎"。

急性外阴炎是一种常见的妇科疾病,主要是指外阴部皮肤或黏膜发炎。这种炎症通常由多种病原体感染引起,如细菌、真菌、寄生虫等。外阴由于其特殊的解剖位置,容易受到尿液、粪便、皮肤细菌、阴道分泌物等的刺激,加之局部环境潮湿,容易滋生细菌,因此容易发生炎症。除了异味,还可能会出现外阴瘙痒、烧灼感和疼痛,外阴皮肤及黏膜红肿、充血,外阴部位肿胀,特别是小阴唇内侧可能出现肿胀、充血、糜烂和湿疹等症状。如急性外阴炎未及时治疗,可能会引起上行感染,导致宫颈炎、盆腔炎等并发症的发生。

女孩外阴有异味有以下几方面的原因。

- 个人卫生:如果女孩的个人卫生习惯不佳,比如不定期更换内裤或清洁外阴,小便后不及时擦拭外阴,或者婴幼儿纸尿裤更换不及时,可能会导致细菌滋生,出现异味。
- 闷热出汗:外阴部位容易闷热出汗,如果穿着紧身、不透气的衣物,汗液和分泌物混合,可能会产生异味。
- 饮食因素:某些食物(如大蒜、洋葱等)可能通过体内代谢影响分泌物的气味。
- 感染:如阴道炎或外阴炎等,这些感染可能会导致分泌物异常,产生异味。
- 生理发育:女孩在成长过程中,生殖系统逐渐发育,青春期女孩激素水平的变化可能会影响分泌物的量和性质,有时会产生特殊的气味。
- 阴道异物:女孩会因好奇或不小心,将异物放入阴道,这可能导致感染和异味的产生。
- 药物影响:某些药物可能会改变分泌物的酸碱值或量,从而影响气味。

为了预防和减少异味,家长应确保女童保持良好的个人卫生习惯,穿着透气的棉质内裤,每天使用温水清洗,避免使用香皂或其他刺激性产品。多饮水,保持清淡健康的饮食,减少辛辣和刺激性食物的摄入。如果异味持续或伴有其他症状,应及时就医。

> **温馨小贴士**
>
> 外阴异味原因众多,如果异味伴随瘙痒、红肿、疼痛或异常分泌物,应及时就医。明确诊断并接受规范治疗。避免自行用药,不要随意使用药物或清洁剂,以免破坏阴道正常菌群。

55. 健康膳食,均衡多种,科学预防性早熟

除了与环境内分泌干扰物的暴露有关外,儿童的饮食营养也与提早发育有关,那么在日常生活及饮食上如何预防孩子早发育呢?

牛初乳、蛋白粉、蜂王浆、蜂蜜、雪蛤等保健品中常含有大量的性激素类似物,长期摄入此类食品会增加孩子体内的雌激素效应。此类食品也可通过对大脑性发育中枢的促进作用,诱导性早熟的发生。

需要提及的是,部分通过"代购"途径流入国内的国外原装进口奶粉常含有牛初乳,此类奶粉往往没有中文标识,孩子频繁摄入牛初乳而不自知。特别要注意的是,如果孩子有影响体格生长的严重疾病或接受重大手术后,家长不宜给孩子进食此类易诱导性早熟的营养保健品。

反季节的蔬菜、水果看起来色泽鲜亮,但常常含有乙烯利、催红素的残留,要避免孩子过多摄入这些色彩鲜艳的反季节蔬菜、水果。

有研究表明,春季的芒果、草莓、樱桃、甜橙,夏季的桃子摄入过多与女孩性早熟呈正相关。女孩要特别注意不要频繁、过量地摄入草莓、樱桃、芒果、桃子、橙子、葡萄和荔枝。

频繁摄入人工养殖的肉禽类食品,比如鸡、鸭、鹌鹑、鱼、虾、甲鱼、黄鳝等可对孩子的内分泌系统产生干扰作用,诱导性发育的提前。家禽头颈部(如鸭脖)的腺体可有激素的残留,孩子应尽量避免食用。过多摄入人工养殖的牛肉有诱导男性乳房发育的可能,男孩要避免频繁、过量食用。

部分地区有食用旺鸡蛋、活珠子、蝉蛹、胎盘等特殊食品的风俗习惯。根据临床观察,此类食品的摄入与孩子提早发育有密切的联系。

油炸食物、大筒子骨（汤）、冷饮、奶茶、高糖饮料等高热量食物会在孩子体内转变为脂肪，引发内分泌紊乱，促进性发育的提前。

　　豆制品在我国有千年的历史，儿童可从豆制品中摄取蛋白质。在小样本的研究中发现，过多地摄入豆制品类植物性雌激素（如大豆异黄酮）与女童乳房早发育的相关性，儿童要注意不要长期、大量地摄入豆浆及其他黄豆制品，尤其是自制豆浆。

温馨小贴士

　　孩子保持舌尖上的快乐是感受幸福生活的重要途径，既要注意孩子的饮食健康、合理，又要保持孩子品尝多种食物的乐趣。建议孩子多吃绿色蔬菜、水果和牛奶，不必额外添加滋补食品或营养品。

56. 女孩月经不规律正常吗

　　生活实例：红红今年12岁，刚刚迎来了她的月经初潮。欣喜之余她发现自己的月经周期很不稳定，有时一个月来两次，有时又接近两个月才来一次，经量也是时多时少。这让她感到非常困惑和焦虑，担心自己的身体是否出了问题。红红妈妈安慰她，并带她去看了医生。医生详细询问了红红的情况，并进行初步检查后告诉她们目前的症状是青春期女孩初潮后很常见的情况，现阶段主要以观察为主，一旦发现异常，及时来就诊。

　　月经指伴随卵巢周期性变化而出现的子宫内膜周期性脱落及出血。女孩进入青春期后，不成熟的卵泡逐渐发育，同时合成雌激素，雌激素支持着子宫内膜的生长；排卵后，黄体形成并开始大量分泌孕激素，子宫内膜继续增厚并变得松散；如果没有受孕，黄体萎缩，雌激素、孕激素降低，子宫内膜脱落，引起出血，就形成了月经。继而进入下一个月经周期，周而复始。

正常月经具有周期性。出血的第 1 天为月经周期的开始，两次月经第 1 天的间隔时间称一个月经周期，一般为 21～35 天，平均 28 天。每次月经持续时间称经期，一般为 2～7 天。经量为一次月经的总失血量，正常月经量为 5～80 毫升。

青春期月经不规律可表现为月经周期的长短不一，经量的多少不同，甚至可能出现短时间的停经后又突然来潮。最常见的原因是中枢下丘脑-垂体-卵巢轴还没有发育成熟，卵巢无法规律排卵，导致月经紊乱；也可能受遗传、营养状况、体重变化、生活习惯、精神压力、情绪波动等因素的影响。

通常情况下，2～3 年内月经的规律会逐渐建立，但实际上每个人建立月经规律需要的时间有很大差异，短则 2～3 个月，长则 6～7 年。平时要记录好自己的月经周期，一定要放松心情，保持生活作息规律、饮食健康均衡及适量的运动。

在观察月经周期变化的过程中如有以下情况要及时就医，到医院少女妇科或成人妇科就诊，完善相关检查，排筛潜在的疾病，如全身性凝血功能异常、多囊卵巢综合征、子宫肌瘤、子宫内膜异位症等。

- 月经来潮时经量非常多，需要频繁更换卫生巾。
- 经期持续时间超过 2 周，甚至出现贫血症状，如乏力、头晕或面色苍白等。
- 经期间伴有剧烈腹痛。
- 月经不规律合并有痤疮、多毛、黑棘皮征等症状和体征。
- 月经不规律严重影响到日常生活和学习。
- 出现月经初潮后 3 年，月经仍不规律，月经周期＜21 天或＞35 天。

温馨小贴士

女孩月经刚来不规律大多数是正常的，但也不能掉以轻心。女孩们要保持健康的生活方式和良好的生活态度，关注月经周期的变化，如果有持续或异常的症状，要及时寻求专业医生的指导。

57. 只要月经不来就能一直长高吗

出现月经初潮是女孩青春发育进入中后期的标志性事件，在初潮来临与女孩最终身高的关系问题上存在两大误区。

误区一：女孩一旦月经来潮，身高增长就停止了。

出现月经初潮往往提示孩子的生长空间非常有限了，身高快速生长期已经结束，进入缓慢的增长阶段。即孩子的身高并不是完全停止生长，只不过其生长速率不再是青春发育刚刚启动后突飞猛进般的突增，这时生长速率明显放慢。月经初潮后的身高增长幅度有一定的个体差异，一般而言，还有 3~7 厘米的生长空间，具体能够再长多高，与多种因素相关，尤其是与出现月经初潮时的骨龄及此后骨龄增长的速率有密切的关系。

误区二：女孩子只要不来月经就能一直长高。

孩子的身高增长不仅仅与性发育相关，与下丘脑-垂体-生长轴、下丘脑-垂体-甲状腺轴等功能是否正常等内分泌因素都有密切关系，同时与遗传、营养状况、疾病影响、染色体是否正常等多种因素也密切相关。

如果孩子原先就存在生长激素分泌不足、甲状腺功能减退症等疾病，青春发育启动前，身高就处于矮小或偏矮的状态，身高的增长低于 5 厘米/年。随着年龄的增长，到了青春发育的阶段，此类疾病并不会自行好转，临床上不是所有的孩子都有青春发育时的"猛长"阶段。身材矮小的孩子在青春发育启动时，如果不及时检查，明确病因，认为月经初潮尚未来临，孩子尚有足够的生长空间，一味等待青春发育启动后的身高快速增长。随着青春发育的逐步推进，骨龄的逐步增长，一旦月经来潮，进入青春发育的中晚期阶段，身高的增长就非常有限了。

另外，特纳综合征患儿表现为身材矮小、青春发育征象迟迟不出现及颈蹼、肘外翻、发际线较低等特殊外貌。如果家长认为孩子"晚长"，盲目等待，将失去干预的最佳时机。

在青春发育启动时，即使身材正常的孩子，也要密切监测其青春发育进程。如果在短时间内孩子乳房的外观变化非常大，骨龄迅速增快，要考虑快进展青春期。虽然身高可能增长比较快，但孩子的性发育成熟及骨龄进展更快，整个青春发育的进程全面加快，青春发育的身高快速增长时期显著缩短，骨骺成熟加速导致孩子身高生长的空间大大减少。

如果不及时诊治，一心以为孩子正在"蹿高"，并且尚未出现月经来潮，能够一直长高，等到月经初潮来临，发现孩子已进入生长减速期才来就诊，检测发现孩子的骨龄显著超前，提示生长板成熟老化，这时孩子继续生长的空间已非常有限，对孩子成年终身高有显著的不良影响。

> **温馨小贴士**
>
> 青春发育启动前，若孩子生长缓慢，身高处于矮小或偏矮的状态，要警惕内分泌疾病、营养不良、染色体异常等多种疾病；青春发育启动后，孩子一直未出现月经初潮，且生长加速，要警惕快进展青春期等内分泌疾病。

58. 孩子经常上网看小说会影响发育吗

目前网络文学发达，网络小说以其与历史真假参半的奇幻情节、环环入扣的推理及戏剧化的反转深深地吸引孩子，常常有孩子为了看网络小说而熬夜不睡觉，这种现象对孩子的生长发育非常不利。

人体的许多激素，尤其是与儿童青少年生长发育有关的促肾上腺皮质激素、生长激素、促甲状腺激素等，分泌均有一定的昼夜节律。在为了看小说颠倒昼夜时，生理过程中夜间分泌频率与幅度较高的生长激素会受到干扰，影响孩子的身高增长。

夜间足够的睡眠是人类种群在长期进化过程中形成的特点，包括生长激素在内的多种与儿童生长发育相关的激素。在夜间深度睡眠中分泌幅度较高，如经常在夜间上网看小说，次日又要按时上学，导致睡眠时长不足，睡眠深度不够，进而生长激素的分泌会显著减少。

在夜间上网看小说,眼睛长期接受手机或者平板电脑的光线刺激,使松果体日多夜少分泌褪黑素的节律受到干扰,而褪黑素水平的降低与儿童青春发育的提前有一定的相关性。

此外,网络小说由于是新兴的文学类型,监管方式与普通的文学作品不同,作者可能为了吸引读者,加入挑逗内容或情色信息。大脑皮层长期接受此类不良信息的刺激,所释放的神经递质会导致下丘脑-垂体-性腺轴的稳态受到一定程度的干扰,有可能刺激儿童青春发育的提前发生。

不提倡孩子过早、过多地阅读网络文学作品,更推荐孩子积极参加户外运动。课外阅读选择精神面貌积极向上、文学价值早有定评的作品。

59. 听说肠道菌群也会影响发育

人体的肠道中有数万亿个微生物,形成一个复杂的肠道菌群生态系统,科学研究表明,它们可以影响青春期发育的过程。

肠道菌群的结构随年龄变化而变化,但不同性别均在青春期才开始出现明显差异,这提示性激素可以影响菌群结构并促进某些特定细菌生长。同时,性激素合成的重要原料——胆汁酸的代谢受肠道菌群影响。肠道菌群中的某些物种,如瘤胃球菌属、粪杆菌属等,能够调节人体性激素水平,并通过影响雌激素代谢而参与、调控青春期的开始。除了对性激素的直接影响外,肠道菌群和性激素均可通过脑-肠轴对彼此产生影响。某些特定细菌与性腺轴上游激素——促卵泡激素和黄体生成素的水平相关。因此特定菌群丰度的改变可能影响性发育的中枢启动。

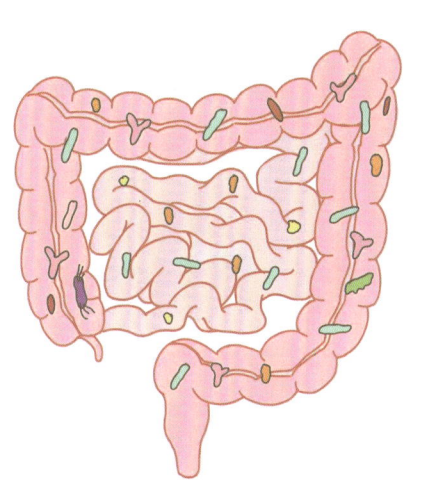

肠道菌群

肥胖和青春期之间有着密切的联系。肥胖的孩子往往更易出现青春发育提前,其肠道菌群结构与正常孩子显著不同。肠道菌群失调可能与肥胖相关,进而影响青春期的发育。

肠道菌群与青春发育之间存在复杂的相互作用,肠道菌群的变化可能影响青春期的开始和进程,而青春期的激素变化也可能反过来影响肠道菌群的组成。因此,维持肠道菌群的平衡对于青春期的健康成长至关重要。

这时可能是需要看医生了

60. 孩子早发育,应该如何就诊

男孩在 9 岁以前、女孩在 7.5 岁以前出现第二性征的发育被称为性早熟,也就是人们口中常说的"早发育"。发现孩子早发育,需要到开设儿童内分泌专科或生长发育专科就诊,由专科医生进行评估,查找病因。

过早的发育可能给孩子带来心理和生理双方面的问题,甚至可能刺激骨龄成熟,进而影响成年终身高。第二性征发育在早期常常较为隐匿,不容易被发现,需要家长、儿童内分泌专科医生共同合作,一起给予专业的评估与建议。

家长需要提供以下几方面的信息。

(1) 孩子发育症状相关信息

女孩包括第一次发现乳房增大的时间、腋毛或者阴毛出现的时间、第一次阴道出血的时间和持续的天数,以及阴道出血的量和颜色。如果有条件,也可以拍照记录,就诊时拿给医生看;如果是男孩,家长可能需要更加细心记录,包括孩子睾丸开始增大时间、出现变声的时间、长阴毛和胡须的时间,甚至第一次出现遗精的时间,这些都是非常重要的发育节点。

(2) 孩子体格生长

如身高、体重的监测数据,以便医生了解孩子的生长趋势变化。

(3) 父母的情况

包括父母的身高,以便医生计算孩子的遗传靶身高。父母青春发育的时间,如母亲的月经初潮年龄,父亲初次遗精的年龄,身高突增或变声的时间等。

> **温馨小贴士**
>
> 3岁以前大多数家长会带孩子定期体检，通常能够及时发现问题。而3岁以后，尤其是学龄期的孩子，大多数家长没有定期带孩子进行体检，不能及时发现对孩子发育的变化。因此，建议学龄期的孩子每年体检，家长记录和监测孩子体格发育指标（如身高、体重），同时观察并记录孩子性征发育的情况。一旦发现生长偏离或早发育的情况，及时到专科医院就诊、评估，避免延误最佳治疗时机。

61. 早发育女孩接受B超检查很有必要

早发育需要做乳房B超，评估是否有乳房发育，有无乳房肿块或单纯脂肪过多所致。还需要做妇科超声，包括子宫、卵巢情况，可判断子宫、卵巢的发育程度，以及有无囊肿、异物等情况。超声检查没有辐射，无需担心不良反应。

初步的超声评估是针对乳房进行检查，吃东西不会影响检查结果，因此不需要空腹。此外，因为检查的部位相对较为敏感和隐私，部分孩子在乳房发育早期可能会伴有硬结和胀痛，所以在带孩子检查前需要耐心解释和沟通，尽可能消除孩子紧张与焦虑情绪。子宫在盆腔较里面的位置，容易被肠道、膀胱等器官遮挡，因此检查子宫、卵巢时需要憋尿，否则会影响检查结果。尿液生成需要时间，建议检查前1～2个小时喝水。

62. 为什么要进行促性腺激素释放激素激发试验

促性腺激素释放激素激发试验是用促性腺激素释放激素来刺激体内促

黄体生成素和促卵泡激素，通过间隔半小时多次抽血查促黄体生成素和促卵泡激素浓度，观察刺激后促黄体生成素峰值与促卵泡激素峰值的比值，从而评估下丘脑-垂体-性腺轴功能是否启动。

一般认为，促黄体生成素峰值大于5国际单位/升，促黄体生成素峰值/促卵泡激素峰值比值大于0.6，判断为促性腺激素释放激素激发实验阳性，提示孩子青春期已启动。但是由于促性腺激素释放激素来源相对匮乏，临床上也用促性腺激素释放激素类似物来进行激发试验，又称为促性腺激素释放激素类似物激发试验。

判断孩子性发育是否启动，需要根据性激素水平来判断，但由于性激素是脉冲式分泌，不同的时间点性激素水平波动大，因此单次抽血很难判断性激素水平的高低。另外，性早熟根据病因不同，医学上分为中枢性性早熟、外周性性早熟和单纯性乳房早发育。女孩性早熟80%~90%为特发性中枢性性早熟，促性腺激素释放激素激发试验是目前诊断中枢下丘脑-垂体-性腺轴启动的"金标准"。因此，为评估下丘脑-垂体-性腺轴功能需要进行促性腺激素释放激素激发试验，如果激发试验阳性，说明性发育中枢启动，确诊中枢性性早熟。促性腺激素释放激素激发试验有助于医生判断孩子性发育的程度及预测孩子性发育进展的快慢。

促性腺激素释放激素激发试验需要注射激发药物和多次抽血，分别于给药前及给药后30、60、90、120分钟采血，测定血促黄体生成素峰值与促卵泡激素浓度。整个试验过程会涉及多次采血，需要与孩子提前做好沟通，避免孩子抗拒而导致试验过程受阻，给药后家长需仔细观察孩子一般情况及药物注射部位情况。

> **温馨小贴士**
>
> 促性腺激素释放激素激发试验为判断青春期是否启动的"金标准"，但并非中枢性性早熟是否需要治疗的标准。促性腺激素释放激素激发试验的结果分析应充分结合患儿的性发育、生长加速及骨龄进展情况等进行综合分析。促黄体生成素峰值的大小与激发药物、检测方法

等有关,诊断临界值是人为设定的,可能出现假阳性及假阴性的情况。因此,报告的解读不能单纯看促黄体生成素峰值和促黄体生成素峰值/促卵泡激素峰值比是否达到切割值,还需要结合患儿个体情况进行综合评估。

63. 孩子早发育,还要做哪些相关检查

为了评估孩子早发育的病因,医生往往会建议完善相关的检查,再根据孩子的症状、体征及检查结果等综合评估是否需要给予相应的治疗。每项检查均有相应的临床意义,家长在就诊过程中,可与医生充分沟通,详细了解检查的意义和流程,并配合医生,积极完善相关病因检查,以免引起误诊和漏诊。

颅脑磁共振是发现中枢器质性病变的重要手段,而中枢神经系统的器质性损害也是造成儿童中枢性性早熟的原因。中枢性性早熟儿童中有6.3%的女孩和16.3%~38%的男孩患有颅内病变,因此建议所有男孩及6岁以下女孩考虑中枢性时,应进行头颅磁共振成像等以排除颅内病变;6岁以上的中枢性性早熟女孩如出现性发育快速进展征象或神经精神异常表现时,也应该行头颅磁共振检查。

磁共振是通过磁场成像,不同于CT及X线等辐射检查,目前连孕妇及胎儿也可以做磁共振检查,不用过于担心。至于造影剂对身体的不良反应相对来说也是比较少的,但如果个人对于造影剂的成分过敏,在使用之后可能会引起过敏反应。患儿在做完磁共振检查后应多饮水,促进造影剂的代谢排出。

另外还应注意,磁共振机器运转时会产生明显噪声,而且检查时孩子需要一个人躺在一个相对封闭的空间,会出现恐慌情绪,长时间处在这样的环境下,噪声会引起耳鸣或其他不适,可以用棉球塞住耳朵,需要家长在旁边耐心安抚孩子,告诉孩子检查是安全的。同时,还应注意去除金属异物,如

儿童矫正牙齿用的金属牙套。

基因检测是通过检查一个人的基因，并与健康人的参数进行对比，判断这些序列是否改变，进而找出一些变异基因。简单来说，基因检测可以用于疾病风险的预测，也可以用来诊断疾病。其中高通量二代测序技术可以一次性检测个体基因组序列中多个基因的序列，提供全面的基因组信息，具有高效性、灵敏性。

性早熟是影响孩子生长发育的疾病，中枢性性早熟有遗传倾向。排除继发因素后，中枢性性早熟可能是多种基因变异的叠加效应或单个基因致病性变异所致。当常规检查无法确定病因，孩子存在乳房发育、阴毛早现、月经初潮时间提前或 Kagami-Ogata 综合征（面部畸形、腹壁缺损、肺发育不全和智力障碍）等表现时，可以做基因检测来识别具体病因，针对病因做个性化治疗。

64. 性早熟的孩子需要什么样的综合治疗方案

性早熟应根据病因的不同给予针对性的治疗。有中枢神经系统病变的性早熟，可考虑手术或放疗；对继发于其他疾病的性早熟，应同时针对原发病进行治疗。

对于临床上常见的特发性中枢性性早熟，找不到明确病因时，可考虑给予促性腺激素释放激素类似物治疗，可抑制性发育进程，延缓骨骼过快成熟和改善终身高，避免心理行为问题。目前国内外普遍采用促性腺激素释放激素类似物治疗中枢性性早熟，均取得较好的临床效果。

但并非所有中枢性性早熟患儿均需要治疗。医生根据孩子的性发育程度、进展速度及预测成年终身高受损情况进行综合评估，然后跟家长充分沟通，说明用药的目的、指征、疗程、剂量，以及可能发生的不良反应、注意事项等，家长再决定是否接受药物治疗。

同时还应注意一些可能与性早熟发生和发展相关的生活习惯。避免进食过多含有雌激素的食物（如蜂蜜、豆浆、鸽子汤、反季水果等）、少接触电子产品、养成良好的睡眠习惯（早睡、早起、不开夜灯）、进行适量运动、保持身心健康。

治疗的疗程取决于治疗目的。以改善成年终身高为目的者，治疗一般宜持续2年以上；治疗方案应该个体化，停药应考虑到身高的满意度、依从性、生活质量，以及性发育与同龄人同期发育的需求。

目前临床上使用的促性腺激素释放激素类似物均为缓释剂，皮下注射或肌肉注射，通常剂量3.75毫克/支，每4周注射1次或11.25毫克/支，每12周注射1次。根据性发育抑制情况进行适当调整。

治疗过程中应定期复查以评估药物治疗的有效性，同时监测药物是否发生不良反应。具体的复查方案如下：每3个月监测性发育情况、生长速率、激素水平变化等；每半年监测1次骨龄。

根据生长速率正常或下降，乳腺组织回缩或未继续增大，男孩睾丸容积减小或未继续增大，骨龄进展延缓，性激素维持在青春发育前水平，可以判断药物的疗效。

治疗过程中偶尔出现皮疹、潮红、头痛，通常较短暂、轻微，不影响治疗。10%~15%的孩子可出现局部反应，过敏反应罕见。部分患儿首次治疗3~7天后可出现少量阴道出血，与药物的"点火效应"导致短暂雌激素水平增高、滤泡生长、囊泡形成有关。长期治疗安全性良好，不会影响孩子的生殖功能及智力等。

> **温馨小贴士**
>
> 性早熟的治疗应遵循个体化原则，并不是所有性早熟患儿均需要药物治疗。对于快进展型中枢性性早熟、快进展型青春期、预测成年终身高明显受损或因性早熟带来心理、行为问题的孩子才建议考虑药物治疗。因此，对于性早熟儿童，应综合评估和监测孩子性发育进展情况、身高增长情况及激素水平、骨龄监测等，来判断是否需要治疗。家长不必过于恐慌，也不应过于抗拒药物治疗。

65. 认识中枢性性早熟

生活实例：8岁的小红是一个成绩优秀、活泼可爱的小女孩。1年前，妈妈给小红洗澡时发现她的胸前微微隆起，摸起来有软软的硬块，有触痛。"小红不会是胸部在哪里撞到了？"小红妈妈与爸爸商量，爸爸说："咱们的孩子营养好，长胖了。"细心的妈妈一直在观察孩子的胸部，发现过了2个月，小红的胸部硬块还在慢慢地变大，越来越明显，而且小红感觉买了半年不到的鞋子就有点挤脚，裤子也有点"缩水"了。长时间没看见小红的亲戚再看到小红时都说"小红长高了，越来越漂亮了"。量了一下小红的身高，1年时间长了8厘米，妈妈的心里有点犯嘀咕："咱们孩子该不是早熟了吧？"于是预约了儿童内分泌专科门诊，做了全面的体格检查和B超、骨龄检测和抽血化验。医生看了检查报告，对小红的妈妈说："孩子是性早熟，而且可能还是中枢性性早熟。"

中枢性性早熟是由于下丘脑-垂体-性腺轴功能提前启动、促性腺激素释放激素增加，导致性腺发育并分泌性激素，使内、外生殖器发育和第二性征提前出现，且线性生长加速的一种常见的儿科内分泌疾病。女孩发病率高于男孩，一般会导致女孩7.5岁前出现乳房发育或10岁前出现月经初潮，男孩9岁前出现睾丸增大的现象。中枢性性早熟的发育过程和正常青春发育顺序一致，只是年龄提前，多有骨龄提前，生长加速。

中枢性性早熟可以分为继发性与特发性，比如甲状腺功能减退，头颅里长了肿瘤，一些少见的情况像纤维性骨营养不良综合征（又称麦丘恩-奥尔布赖特综合征）也会导致中枢性性早熟，这些情况称为继发性中枢性性早熟。因为早熟的病因复杂，因此孩子通常需要进一步检查以排查继发性的病因。

中枢性性早熟一般有 3 个方面的危害：骨龄超前且快速进展，损害孩子的生长潜力，最终身高有矮小的可能；发育进程太快，有可能过早地出现月经初潮；乳房越来越大，体型也与同龄的女孩子不太一样，可能会羞怯，畏惧与同伴交往，造成心理负担。

为了减轻或消除中枢性性早熟的危害，可以考虑给予孩子药物治疗，注射一种叫促性腺激素释放激素拮抗剂来控制骨龄与性发育的快速进展。这种药物在临床已使用了 30 多年，对特发性中枢性性早熟的治疗被证明是安全、有效的；在药物治疗的同时，还要注意均衡饮食、合理运动，定期复查孩子的骨龄、B 超和激素水平，评估孩子的发育情况。

温馨小贴士

过早的性发育，骨骼成熟较快，骨龄增长超过实际年龄的增加，骨骺提前愈合，会影响患儿的最终身高；同时女孩因过早出现月经初潮，可能会带来相应的心理问题或社会行为异常。因此，性早熟要早发现、早治疗。

66. 快进展型青春发育——青春发育的一种特殊类型

生活实例：近半年，小兰妈妈发现孩子的胸部出现隆起，乳房越来越明显。差不多半年后，已经 10 岁的小兰害怕地告诉妈妈："昨天我的下身出血了，裤子都染红了，是不是生了什么病？"妈妈怀疑小兰是不是来月经了，查看了孩子下身，发现外阴附近都是红褐色的血。妈妈带小兰来到医院的儿科内分泌门诊，医生问了小兰的情况，做了详细的体格检查，对小兰妈妈说："小兰这是来月经了，孩子可以确诊为快进展型青春发育。"

快进展型青春发育是指孩子青春发育启动的年龄是正常,但性发育进程迅速,从一个发育分期进展到下一分期(特别是从坦纳Ⅱ期到Ⅲ期、Ⅲ期到Ⅳ期)的时间较短(<6个月)。生长速率增加、骨骼成熟迅速,短期内出现骨龄进展明显超过实际年龄增长,骨骺过早闭合导致成年终身高受损或存在相应的心理或社会行为问题。

快进展型青春期的孩子生长速率增加、骨骼成熟迅速,短期内出现骨龄进展明显超过实际年龄增长,骨骺过早闭合导致终身高受损,要按照性早熟的诊疗流程进行评估。推荐按照性早熟的治疗方案选择促性腺激素释放激素拟似剂来控制骨龄与性发育的快速进展。

67. 什么是单纯性乳腺早发育

生活实例:9月龄的小橙胸部隆起已经有3个月了。小橙妈妈带小橙去看医生,医生说是单纯性乳腺早发育,先观察,孩子的乳房硬结可能会自行消退。然而过去了3个月,小橙的乳房硬结软软的,虽然没有增大,但怎么到现在还没有消退。小橙妈妈再次带着小橙去医院的儿科内分泌门诊,经过仔细体检,并进行了实验室检查和超声检查,结果出来后,医生诊断小橙是不完全性性早熟,也叫单纯性乳腺早发育。

单纯性乳腺早发育即除乳房发育外,不伴有其他性发育的征象,无生长加速和骨骼发育提前,不伴有阴道出血。性激素以促卵泡激素与雌激素轻度增高为主,黄体激素没有明显增高。

单纯性乳腺早发育分为两种类型,经典型单纯性乳腺早发育指提前出现的乳房发育,多见于2岁以下的婴幼儿,通常为自限性,乳房发育很少超过3岁;变异型乳腺早发育即提前出现的乳房发育多见于5~6岁的女孩。

> **温馨小贴士**
>
> 单纯性乳腺早发育大多预后良好,但有10%～20%患儿可进展为真性中枢性性早熟,因此,单纯性乳腺早发育需要定期随访。

68. 像"牛奶咖啡"一样的胎记是什么

生活实例：小青出生时,爸爸、妈妈就发现孩子的右侧臀部、大腿有大片淡棕色的皮疹融合在一起,左侧大腿没有类似的皮疹。爸爸说:"有了这难看的胎记,咱们的姑娘长大了恐怕不能穿漂亮的小裙子了,等大一些咱们去美容科看看能不能去掉。"很快小青5岁了,妈妈给她洗澡时,突然发现孩子胸前的乳晕颜色有些深。过了2～3个月,妈妈给孩子洗内裤时,突然发现内裤上有不少血迹,仔细查看女儿的下身,发现外阴居然有红褐色的血液。"孩子来月经了!"妈妈慌了,与爸爸一起带着孩子前往小儿内分泌专科就诊。医生给孩子做了全面的检查,诊断为纤维性骨营养不良综合征。

性早熟、皮肤色素沉着、骨纤维结构不良三联征是纤维性骨营养不良综合征的典型临床特点。该病还有其他内分泌系统(甲状腺、肾上腺、甲状旁腺、脑垂体)及非内分泌系统(肾脏、肝脏、心脏)功能障碍的可能。男女均可患病,但女孩多见,男女患病比例约为1:9。"下肢有典型的牛奶咖啡斑,乳房稍稍增大但伴有阴道出血,下肢长骨X线片发现多处骨纤维发育不良"完全符合纤维性骨营养不良综合征的典型表现,而这三种表现一起出现的概率只有24%,有相当一部分纤维性骨营养不良综合征患儿的临床表现不典型,常常只有性早熟表现,无骨骼及皮肤病变,因此临床上易与其他原因造成的性早熟混淆,导致误诊或漏诊。

纤维性骨营养不良综合征是由于一种叫作GNAS基因突变导致的疾

病。GNAS 基因突变后,所编码的 G 蛋白 α 亚基发生持续激活,而 G 蛋白的受体遍布全身组织,这样一来,包括性腺在内的多种内分泌腺体就处于高功能状态,会出现性早熟等内分泌器官紊乱的表现,还会出现骨骼细胞分化异常导致骨纤维结构发育不良的表现。

温馨小贴士

纤维性骨营养不良综合征的治疗比较复杂,临床上倾向于选择使用芳香化酶抑制剂及雌激素受体拮抗剂,目的是减少阴道流血并缓解乳房发育等性早熟症状,但给予儿童这些药物属于超说明书使用。虽目前未见长期使用芳香化酶抑制剂明显的不良反应报告,但仍需要注意头痛、关节痛等症状,需要定期监测血脂、糖代谢、肝功能、血常规及骨密度等情况。雌激素受体拮抗剂的长期使用时需要注意远期子宫内膜增生或癌变的风险。在经验丰富的儿科内分泌专科治疗中心进行治疗,主治医生会与患儿家长充分沟通,权衡利弊,一起选择合适的治疗方案。

69. 什么是先天性肾上腺皮质增生症

生活实例:7 岁的小安读书成绩优秀,身高一直比同学高,长得也快,让爸爸非常自豪。最近小安爸爸无意间发现小安的阴囊颜色好像非常深,阴茎也非常粗长,爸爸有点担心,与妈妈商量了一下,妈妈说:"孩子刚刚生出来的时候阴囊的颜色就比较深,这么多年了,也没什么事。" 1 周前当地的医院开展儿童生长发育义诊活动,有免费的骨龄评估,妈妈带小安去测了一下。一测不得了,发现小安的骨龄居然已经 10 岁了。小安的爸爸、妈妈带小安去儿科内分泌专科门诊。医生给小安做了详细的检查、进行了基因检测,结果出来后告诉小安的父母,小安为"先天性肾上腺皮质增生症(21-羟化酶缺乏症)"。

先天性肾上腺皮质增生症是一种常染色体隐性遗传病,由于肾上腺类固醇激素生物合成通路相关酶的先天性缺陷,导致肾上腺皮质功能减退,皮质醇合成障碍导致的先天缺陷,部分患儿伴有电解质紊乱及性发育异常。21-羟化酶缺陷症根据临床表现的严重程度分为3种类型:典型失盐型、单纯男性化型和非经典型。

(1)非经典型21-羟化酶缺陷症

也叫作迟发型21-羟化酶缺陷症,这是由于21-羟化酶还保留了一定的活性,患儿的水电解质水平正常,外伤、手术等应激状态时皮质醇下降程度也不会引发肾上腺危象。男孩最常见的症状为阴毛早现、生长加速、乳房发育;女孩在出生时没有外生殖器两性畸形,常表现为阴蒂肥大、阴毛早现、痤疮、生长加速、多毛等多种轻微雄激素过多的临床表现。

(2)典型21-羟化酶缺陷症失盐型

重要特征是显著的低钠血症、不同程度的高钾血症等失盐表现。重型患儿通常在生后1~4周内出现低钠血症、高钾血症和低容量休克等肾上腺危象表现,如果不及时进行正确诊治,常常危及生命。另外一个重要特征为高雄激素血症,女孩在出生时外生殖器两性畸形,如阴蒂肥大、大阴唇阴囊化、阴唇融合等;男孩出生时仅有阴茎增长、增粗的表现,且程度不同,易被忽略。女孩、男孩均有阴毛早现、骨骺成熟加速,骨龄提前,并由于促肾上腺皮质激素分泌过多,黑色素产生增加,导致皮肤颜色较深。男孩阴茎增长、增粗,睾丸可不增大,女孩阴蒂增大。

(3)典型21-羟化酶缺陷症单纯男性化型

主要是与典型失盐型类似的不同程度高雄激素血症表现,一般没有失盐表现,但在应激状态可有肾上腺危象表现。

经典型21-羟化酶缺陷症的患儿和有症状的非经典型患儿均可采取糖皮质激素治疗,治疗目的是抑制下丘脑-垂体激素过多的分泌,这样血液中异常增高的肾上腺性激素就得以下降到正常范围。对儿童,一般使用氢化可的松,以避免糖皮质激素对生长的抑制作用,失盐型的先天性肾上腺皮质增生症患儿还需要接受盐皮质激素的替代疗法。治疗过程中需要定期监测血肾上腺有关激素的变化,及时调整用药。

温馨小贴士

先天性肾上腺皮质增生症中 21-羟化酶缺乏症为本病最常见的类型,亦是导致男孩外周性性早熟的最常见原因。男孩的表现是阴茎增大、增粗,阴囊色素沉着,睾丸体积不大或与阴茎发育水平不一致,早期生长加速,骨龄提前。血 17-羟孕酮、硫酸氢表雄酮、雄烯二酮、睾酮水平升高。长期未正确治疗的 21-羟化酶缺陷症可继发为中枢性性早熟。

70. 脑子里的"肿瘤"也会引发性早熟

生活实例:小马刚出生,爸爸、妈妈就发现孩子的阴茎比较大。出生后身高长得比较快,1岁时身高83厘米,现在2岁,身高已接近95厘米。近半年,小马在睡眠状态下阴茎时有勃起。小马的爸爸、妈妈觉得孩子长得有点太高了,对此不放心,遂带孩子来到了儿科内分泌门诊。

医生给孩子做了详细的体格检查,发现孩子声音低粗,阴茎长6厘米,睾丸体积5.5毫升,阴茎根部有少量阴毛,无胡须,无腋毛。激素检查发现孩子的黄体生成素3.67毫国际单位/升,骨龄6.5岁,住院后行头颅磁共振发现灰结节处错构瘤。医生给出了诊断:下丘脑错构瘤伴男性中枢性性早熟。

下丘脑错构瘤并不是通常意义上的肿瘤,而是一种先天发育异常,本质是异位的起源于下丘脑灰结节的灰质组织,成分与灰结节非常相似,能自发放电,同时还具有内分泌功能。下丘脑错构瘤临床表现为痴笑性癫痫,性早熟及认知、行为的异常,通常在出生时就已存在,可在生后就出现症状,也可以终身无明显临床表现。MRI 是确诊的首选检查方法。

错构瘤内有异位的促性腺激素释放激素分泌细胞，分泌功能不受正常的神经生理调节，被称为"独立的内分泌单位"，而引发性早熟。男孩表现为阴茎及睾丸增大、声音变粗、长痤疮等，女孩可有乳腺及外阴发育、阴毛生长、月经来潮等表现。而错构瘤本身具有内在的致癫痫性，能够自发异常放电导致有特征性的痴笑性癫痫。患儿痴笑性癫痫发作时，响声类似笑声，同时伴有面部肌肉收缩类似发笑；少数患儿发作时类似哭泣，随病情进展，可以表现为其他癫痫发作形式，部分患儿会痴笑性癫痫发作。

下丘脑错构瘤可以有性早熟而无痴笑性癫痫，也可单纯痴笑而无性早熟，有时两者也可同时存在，这和错构瘤的形态、大小、位置等因素有关。依据临床症状可以分为单纯性早熟型、单纯癫痫型和混合型。

手术是治疗下丘脑错构瘤的首选方法，控制痴笑性癫痫效果最为明确。普遍认为全切除错构瘤后，癫痫可在很大程度上得到缓解，对改善认知及行为异常都有帮助。但对单纯性早熟的患者的治疗首选药物治疗，因为手术本身也是一种损伤，而且较易引起下丘脑损伤导致并发症的发生。对于以痴笑性癫痫为主的患者，药物治疗无效，多以手术治疗为主，可以消除症状，阻断疾病进展为癫痫脑病；对于以性早熟为主的下丘脑错构瘤，目前选用药物治疗。

71. 青春期发育延迟需要重视

生活实例：小彤是个12岁半的女孩，平时淘气得像个男孩，但对妈妈很依恋，有什么话都对妈妈讲。某天放学回家，她悄悄告诉妈妈，她的同桌女孩来"大姨妈"了。妈妈一愣，猛然发现，自家孩子按照年龄来说已是个大姑娘了，别的女孩都来初潮了，小彤的胸部怎么还是平平的呢？虽说自己是15岁半才来月经的，可是以前孩子的营养哪里比得上现在。小彤的营养也不缺，怎么还没有发育？个子也不高，别是有什么病吧？于是，妈妈带着小彤来到儿科内分泌门诊。

经过检查，医生发现孩子身高、体重都不到正常儿童的第十百分位，骨龄有点落后，但与身高年龄相符合，的确还没有出现乳房发育，子宫卵巢B超与性激素检测都显示孩子尚未开始青春发育。医生告诉小彤妈妈，孩子可能是青春发育延迟，注意观察，密切监测，3～6个月后再来看看。

如果女孩13～13.5岁未出现乳房发育，15岁无阴毛生长，18岁未出现月经初潮，乳房发育后5年未出现月经初潮；男孩14岁睾丸体积<4毫升或睾丸发育分期2与3期之间间隔4年以上，需要考虑青春期发育延迟。

体质性青春期发育延迟是指男孩、女孩达到正常青春期发育年龄，仍未出现第二性征发育，一般18岁前都能自发进入青春期发育，这是青春期延迟的最常见原因。体质性青春期发育延迟的孩子虽然进入青春期发育年龄，但由于下丘脑促性腺激素释放激素脉冲发生器激活延迟，垂体不能释放足够的黄体生成素与促卵泡激素，导致孩子的性腺发育及第二性征都延迟出现。

青春期发育延迟可分为体质性青春期发育延迟、低促性腺激素性功能减退症、高促性腺激素性功能减退症3大类。根据孩子的实际情况，需要进行抗米勒管激素、抑制素B、雌激素、促性腺激素激发试验等一系列检查。

体质性青春期发育延迟一般不需要治疗，只需定期随访、评估，综合医学考量，充分考虑患儿及家长的关注点。由于孩子存在比同龄人幼稚的外生殖器且第二性征延迟，易引发患儿的焦虑和自卑情绪。此时使用小剂量、短疗程性激素诱导孩子的青春期发育启动，对患儿的心理健康是有益的，大多数患儿治疗3～6个月后会出现第二性征发育和轻度身高增长，一般不会加速骨龄进展。

72. 卵巢上"囊"多了点就是病吗

生活实例：菲菲自幼胖乎乎的,家里的老人都非常喜欢,觉得这是养得好的表现。菲菲10岁5个月时,出现月经初潮,菲菲的爸妈虽然觉得年龄小了点,也没有特别在意,觉得健康就好。一直到了13岁,菲菲的月经周期还是非常不规律的,经常几个月不来,来了月经也量不多。菲菲妈妈有点急了,就带了菲菲去看医生。医生仔细做了体检,发现菲菲脸上长了很多痤疮,头发卷卷的有点油乎乎,口唇上还有点"黑胡子",后背的体毛很重,判断菲菲可能得了"多囊卵巢综合征"。

卵巢上"囊"其实就是发育中的卵泡,儿童多囊卵巢综合征(PCOS)是一种常见的内分泌疾病,通常在青春期开始,但症状可能会随着时间的推移而出现波动,典型的PCOS有如下表现。

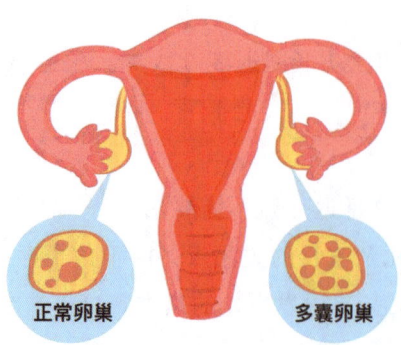

正常卵巢与多囊卵巢

(1) 月经不规律

PCOS女孩的雄激素水平高于正常人,初潮后即出现月经失调,月经量少甚至闭经,也有少数患者表现为月经过多。成年后可能会由于排卵不规律、月经不调等，使得患PCOS的女性生育期缩短、异常的激素环境会导致卵子质量和子宫内膜的容受性不佳，影响自然受孕。

（2）多毛

雄性激素过多会导致多毛症，过多的毛发会出现在脸部、胸部、腹部、背部等部位。此外，有的患者由于雄激素过多，会出现脱发。

（3）皮肤问题

高水平的雄激素会导致皮肤油脂分泌增加，痤疮和黑棘皮病，接受皮肤科的常规治疗后效果不佳。

（4）肥胖

患PCOS的女孩或成年女性常存在胰岛素抵抗和瘦素抵抗，往往容易发胖。

（5）睡眠呼吸暂停

很多患者存在睡眠呼吸暂停，进而导致高血压、心脏病、肥胖等的发生。科学研究表明，PCOS患者比正常人睡眠中出现呼吸问题的概率要高30倍。

（6）焦虑或抑郁

PCOS患者常受负面情绪的困扰，一部分患者会存在抑郁、惊恐障碍、强迫症、双相情感障碍等心理问题。

（7）2型糖尿病和心血管疾病风险增加

PCOS患者更有可能出现2型糖尿病、高血压、高胆固醇、心脏病、子宫内膜癌等疾病。

（8）心理影响

PCOS患者的生理和心理都受到影响，特别是与肥胖、身体意象和不孕不育症有关的，可能影响精神健康。

> **温馨小贴士**
>
> 怀疑PCOS的诊断需要到医院检查，排除其他可能引起类似症状的疾病。如果怀疑儿童或青少年患有PCOS，应尽快寻求专业的医疗人员进行专业评估和诊断，及早干预避免病情恶化。

73. 青春期痛经有办法吗

生活实例：小华是一名13岁的初中女生，她从12岁月经初潮以来，每个月到访的"大姨妈"都会让她痛得昏天暗地，月经来临的前一天和月经来潮的第1、2天最为严重，还伴随着头痛、恶心、呕吐、腹泻等症状，已经影响到她的日常学习和生活，严重时只能请假在家休息。小华妈妈看在眼里，痛在心中，看着女儿每月的痛苦没有一点减轻的趋势，决定带着小华去看医生。医生通过详细的病史询问和全面的检查后，诊断小华为"痛经（原发性痛经可能性大）"。

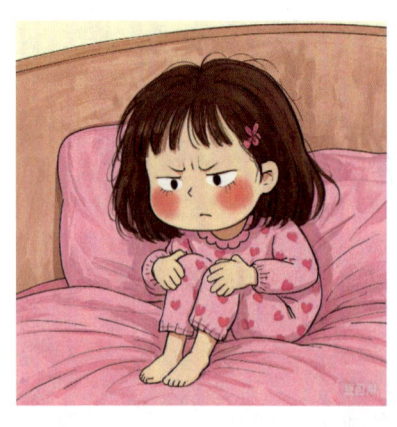

痛经是指在月经期间出现的腹痛和不适感，疼痛常呈痉挛性，通常位于下腹部耻骨上，可放射到腰骶部和大腿内侧。此外，患者可能伴有恶心、呕吐、腹泻等消化道症状，严重时可能出现脸色苍白、出冷汗、全身无力。对于很多女性来说，痛经是月经周期中的常见症状，特别是在青少年和年轻女性中。这种疼痛通常发生在月经的前一天或第一天，可能持续几小时到几天。

月经来潮时剧烈的腹痛不一定就是痛经，但若是首次发生还需引起重视，通过详细的病史询问、体格检查、影像学检查、实验室检查等，与妇科急腹症（如卵巢囊肿破裂或扭转、子宫肌瘤蒂扭转）或其他急性腹痛（如急性胃肠炎、泌尿道结石）等相鉴别。

痛经的原因复杂多样，主要分为原发性和继发性痛经。原发性痛经是指没有明显病理原因的月经疼痛，病因尚不明了，通常与子宫收缩和内膜脱落有关。还受精神、神经、遗传因素的影响,疼痛的主观感受也与个体疼痛阈值有关。继发性痛经指由生殖系统器质性疾病引起的痛经,如子宫内膜异位症、子宫肌瘤、盆腔炎或生殖道异常阻塞等。

痛经若不及时治疗可能会进行性加重。痛经治疗的目标就是减轻症状,预防疾病发展和保护生育力,需采用个体化的治疗方案,尤其是中、重度痛经通常需要选择适当的药物进行治疗。同时,根据孩子的特点进行心理治疗和健康教育,要坚持长期管理和多学科管理。

温馨小贴士

青春期女孩痛经多为原发性痛经,但经期剧烈的腹痛有时也需与妇科急腹症、其他急性疼痛相鉴别。痛经的治疗因人而异,需要女孩和家长共同关注,坚持长期管理和多学科管理。

74. 月经为什么突然不来了

生活实例:小张是个初二的女生,月经来潮已经两年多了,之前月经正常,但近期却没有来。刚开始她还不以为然,连续5个月没来让小张吓坏了,赶紧告诉妈妈,小张妈妈赶紧带她去医院妇科检查。医生询问了小张的月经史,初潮的时间,既往的周期、经期,末次月经来潮的时间和近期身体的状态,诊断小张为"闭经"。

闭经可以分为原发性闭经和继发性闭经。原发性闭经指有正常生长和第二性征发育,15岁无月经来潮或乳房发育2~5年后仍未出现月经初潮,可能与遗传、先天性生殖器官发育不全、内分泌系统疾病等有关。继发性闭经是指女性在青春期后或月经周期建立后,原来月经频率正常者停经3个月,原来月经稀发者停经6个月以上。

继发性闭经原因复杂,可能由多种因素引起。

- 内分泌问题:如多囊卵巢综合征、甲状腺功能异常、高催乳素血症等。
- 生活方式因素:如极度减肥、过度运动、压力和焦虑等。
- 身体疾病:如垂体疾病、卵巢功能早衰、子宫或阴道异常等。
- 药物影响:某些药物,如避孕药、抗精神病药等可能影响月经周期。
- 其他:手术或医疗措施,如子宫切除术或放射治疗等。

此外,心理因素、严重的情绪困扰或精神压力也可能导致闭经。

月经出现异常需要及时就诊。医生会进行详细的病史询问(月经史、生长发育史,可能导致闭经的诱因和伴随症状,有无先天性缺陷或其他疾病,家族史)、体格检查(身高、体重、毛发、甲状腺、有无体格发育畸形,第二性征,内、外生殖器的发育等身体发育状况)和一系列辅助检查,如血液激素水平测定、影像学检查(超声波、MRI等)、宫腔镜检查等,以确定闭经的具体原因。治疗闭经的方法取决于其原因,针对原发疾病进行治疗,可能包括激素替代、生活方式的调整、手术干预或心理治疗等。

75. 什么原因会造成异常子宫出血

生活实例:小岳同学今年初二,前几日在学校出早操时突然晕倒,被紧急送往医院。追问病史,原来她自月经初潮出现2年来一直不规律,经期时长时短,经量也是时多时少,尤其是这次晕倒前已经持续阴道出血1个多月了。小岳觉得自己只是有点累,偶尔会头晕,没当回事,没告诉家长,也没去医院。入院后急诊查血常规血红蛋白只有55克/升,已经是重度贫血。医生结合病史及全面检查后,诊断小岳为"异常子宫出血"。

青春期的女孩很容易发生异常子宫出血,月经长时间不规律,尤其是持续出血超过2周的情况就要引起重视了。异常子宫出血是指与正常月经的周期频率、规律性、经期长度、经期出血量中任何一项不符合、源自子宫腔的异常出血。青春期女性异常子宫出血的发生率为10%~30%。

异常子宫出血的原因复杂多样。目前国内外病因分类均采用国际妇产科联盟推荐的PALM-COEIN系统。"PALM"指存在结构性改变、可采用影像学技术和(或)组织病理学方法明确诊断,包括子宫内膜息肉所致异常子宫出血(AUB-P)、子宫腺肌病所致异常子宫出血(AUB-A)、子宫平滑肌瘤所致异常子宫出血(AUB-L)、子宫内膜恶变和不典型增生所致异常子宫出血(AUB-M);"COEIN"指无子宫结构性改变,包括全身凝血相关疾病所致异常子宫出血(AUB-C)、排卵障碍相关异常子宫出血(AUB-O)、子宫内膜局部异常所致异常子宫出血(AUB-E)、医源性异常子宫出血(AUB-I)、未分类异常子宫出血(AUB-N)。

青春期的异常子宫出血器质性问题不常见,功能性原因中最常见的是排卵障碍,约占青春期异常子宫出血患者的50%,多是由于下丘脑垂体性腺轴功能尚不完善所致,尤其在月经初潮两年内。

排卵障碍引起的异常子宫出血是需要药物治疗的。先是出血期的止血,纠正贫血。止血后还要用药调整、建立正常的月经周期,需要长期、规范的随访管理,根据治疗效果及治疗需求适时调整治疗方案。

温馨小贴士

青春期异常子宫出血的发生率很高,有自然缓解的概率,部分情况下可暂观察,但是若出血量大,或者出血频繁,可能导致贫血,建议立即前往医院进行诊治。

第三章
那些孩子体重的知识

孩子的哪种胖是病？
哪种胖影响一辈子？

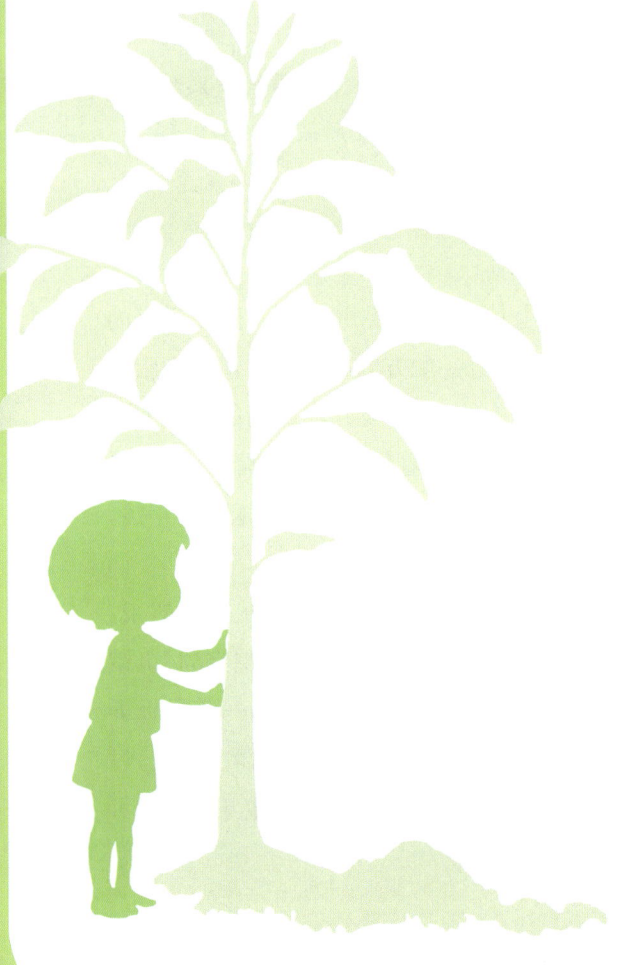

孩子的体重真有那么重要吗

76. 宝宝正常生长每天需要多少能量

生活实例：爸爸、妈妈带着3个月大的欣欣去儿保门诊体检。欣欣体重5.8千克，身长58厘米，抬头也稳稳当当。但妈妈心里却有个小小的疑问：欣欣吃得够吗？她发现朋友家比欣欣早出生2天的宝宝昨天体检，体重已经7千克了，这让妈妈心里不禁有些焦虑。

对于健康的母乳喂养宝宝，在前4个月，每天需要80～110千卡/千克的能量，而母乳的能量大约为68千卡/100毫升。配方乳喂养的宝宝因为脂肪吸收稍慢，每天需要100～110千卡/千克的能量，而婴儿配方奶的能量大约为67千卡/100毫升。宝宝周岁后需要的能量随着年龄的增加降低，每增长3岁所需能量降低10千卡/千克。爸爸、妈妈可以根据宝宝的体重和年龄，为他们量身打造最合适的奶量。

宝宝饿了会通过各种方式告诉你：突然多动、烦躁、哭闹、从梦中醒来、找妈妈的乳房、张大嘴巴、吮吸嘴唇、手指或舌头……这些都是宝宝的"饥饿信号"。母乳是宝宝最好的食物，能增强免疫力，为宝宝提供第一道保护屏障，还能促进胃肠道和神经系统的发育，因此，建议尽量坚持母乳喂养。过早添加配方奶可能会干扰宝宝的肠道健康，增加感染风险。宝宝6月龄后可以逐步添加辅食。

想知道宝宝吃得够不够,就观察宝宝的吃奶表现。如果宝宝每天能得到8~12次满足的母乳喂养,吃奶时有节奏的吸吮声,吃奶后能安静地睡上2~3个小时,就说明他们吃得很满足。另外,还可以观察宝宝的尿量,如果摄入量不足,宝宝的小便次数会减少,尿色也会偏深。定期测量宝宝的身长、体重、头围也是非常重要的。这些生长指标能直观反映宝宝的生长状况,帮助判断喂养是否充足。

家长可以通过下面两张生长发育曲线表轻松定位宝宝的生长发育水平,随时监测宝宝的生长状况。如果发现宝宝的体重和身高增长趋势降低或停滞,就要及时带宝宝去看医生。

中国0~3岁男童身长、体重百分位曲线图

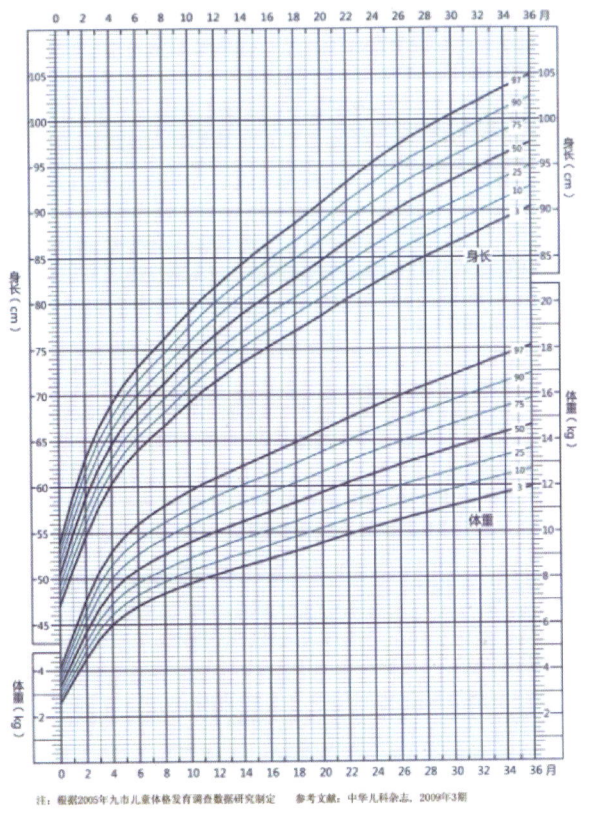

注:根据2005年九市儿童体格发育调查数据研究制定　参考文献:中华儿科杂志,2009年3期

首都儿科研究所生长发育研究室 制作

中国0~3岁女童身长、体重标准差单位曲线图

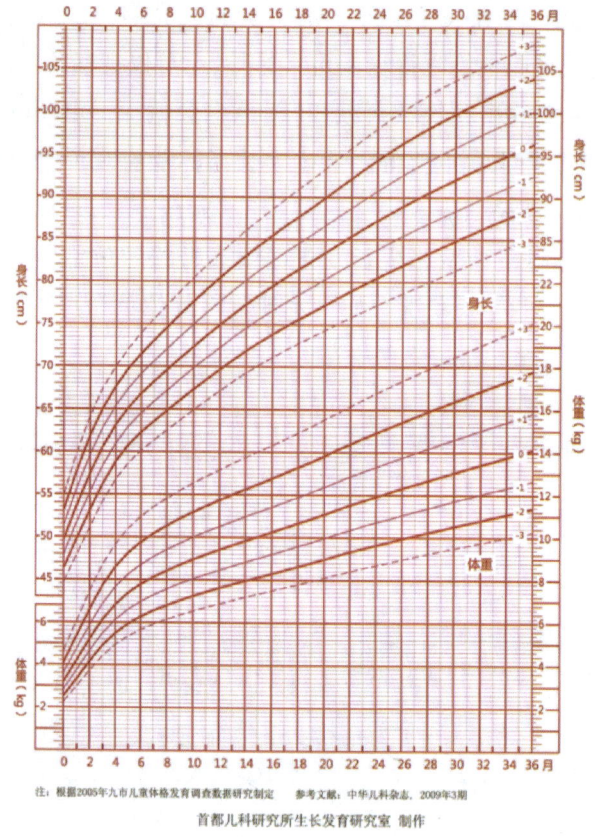

不同性别身长、体重百分位曲线图
（首都儿科研究所生长发育研究室制作）

> **温馨小贴士**
>
> 过度喂养可不是好事，科学喂养、合理膳食才是关键！短期的过度喂养可能会让宝宝出现大便不正常、腹胀、呕吐、频繁哭闹等表现；长期过度喂养则可能导致宝宝体重超标、性早熟等问题，还会增加未来患心血管疾病的风险。

77. 正确对待宝宝的体重问题

生活实例：珍珍是个顺畅的足月宝宝，出生体重 3.5 千克，满月后妈妈带珍珍去医院儿保科进行常规体检，体重达到了 4 千克多。珍珍妈妈非常开心，觉得自家宝宝一个月体重长这么快，肯定是因为营养到位，相比其他体重不如珍珍的宝宝，岂不是妥妥地"赢在起跑线上了"？

宝宝的体重与成长潜力之间并非简单的正比关系。出生体重较重的宝宝在一定程度上意味着他们在母体内的营养状况较好，但这并不能完全代表他们未来的成长速度和潜能。宝宝的成长和发展受到多种因素的影响，包括遗传、营养、环境、教育等。

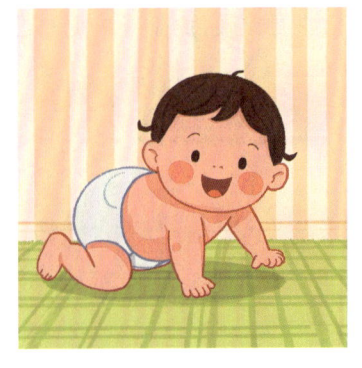

对于宝宝来说，体重过重也可能带来一些潜在的健康风险。例如在成长过程中更容易出现肥胖、糖尿病等代谢性疾病。因此，我们不能简单地将宝宝体重与成长潜力画等号。

宝宝健康成长的关键有以下几方面。

(1) 母乳喂养与合理饮食

母乳是新生儿最理想的食物，它含有丰富的营养物质和免疫因子，有助于宝宝的健康成长。在宝宝开始进食辅食后，家长应注重食物的多样性和营养均衡，避免过度喂养或偏食。

(2) 充足的睡眠

睡眠对于宝宝的生长发育至关重要，充足的睡眠有助于宝宝的身体发育、促进大脑功能的完善。家长应为宝宝创造安静、舒适的睡眠环境，并建立规律的睡眠习惯。

（3）适当的运动

随着宝宝的成长，适当的运动有助于促进他们的肌肉和骨骼发育，提高身体素质。家长可以根据宝宝的年龄和身体状况，选择合适的运动方式和强度。

（4）良好的心理环境和亲子互动

宝宝的成长不仅体现在身体方面，还包括心理和情感的发展。家长应给予宝宝足够的关爱和陪伴，与他们建立良好的亲子关系，为宝宝的心理健康奠定基础。

对于宝宝的体重问题，家长应保持理性和科学的态度。首先，不要过分追求宝宝体重的增长，而是要注重宝宝的整体健康状况；其次，要定期对宝宝进行体检或咨询医生，了解宝宝的生长发育情况，并根据医生的建议进行科学合理的喂养和护理；最后，要关注宝宝的个体差异，不要盲目与其他宝宝进行比较，而是要根据自己宝宝的特点和需求来制订合适的养育计划。

温馨小贴士

宝宝的体重虽然在一定程度上反映了他们的营养状况，但并不能完全代表他们未来的成长潜力和健康状况。宝宝的成长是一个复杂而长期的过程，需要家长们的精心呵护和科学养育。

78. 如何判断小孩是否营养不良

生活实例：7岁的小明和爸爸、妈妈一起来到了生长发育门诊。他目前体重17千克，身高120厘米。妈妈忧心忡忡地说："小明这孩子，零食不离手，肉和蔬菜却一点不沾，饭桌上只吃点白米饭。上课老走神，同学一病他就跟着病，稍微运动一下就觉得累，是不是营养不良啊？"

我们常说的"营养不良"并不只是指吃得少那么简单。它还包括了营养不足（能量、蛋白质、维生素和矿物质等各种营养素的不足）和营养过剩（超重、肥胖等与饮食相关的疾病）。而家长们最关心的是孩子的体重、身高和体型了。

临床上通常用生长迟缓、体重低下、消瘦 3 个概念来综合评价孩子是否营养不足。当孩子的体重低于同龄孩子的"平均线"两个标准差（简称 −2SD）时，即体重偏低，可能是营养不足的信号。

只要将孩子的年龄、身高、体重在生长曲线图上画一画，就能知道孩子的生长发育情况。体重的变化能反映孩子近期的营养状况，身高的变化能告诉我们孩子长期的营养是否跟得上。

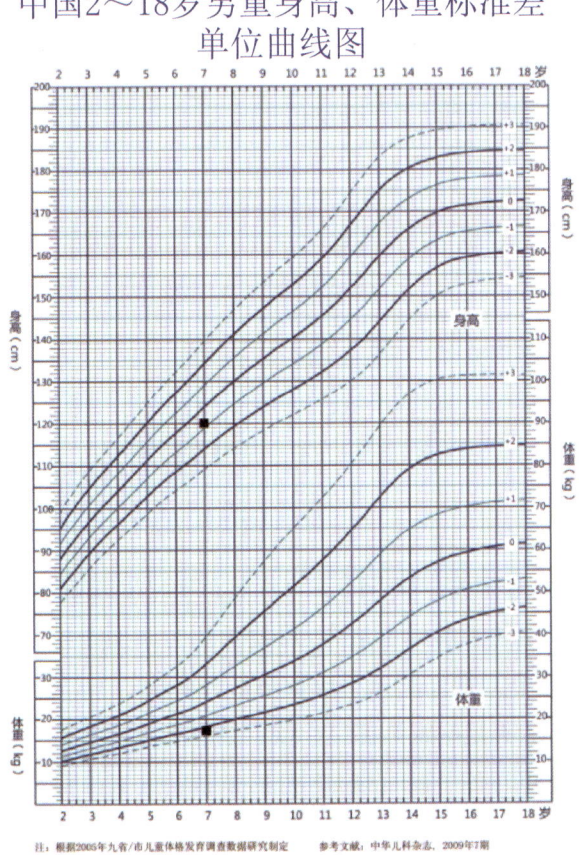

中国2～18岁男童身高、体重标准差单位曲线图

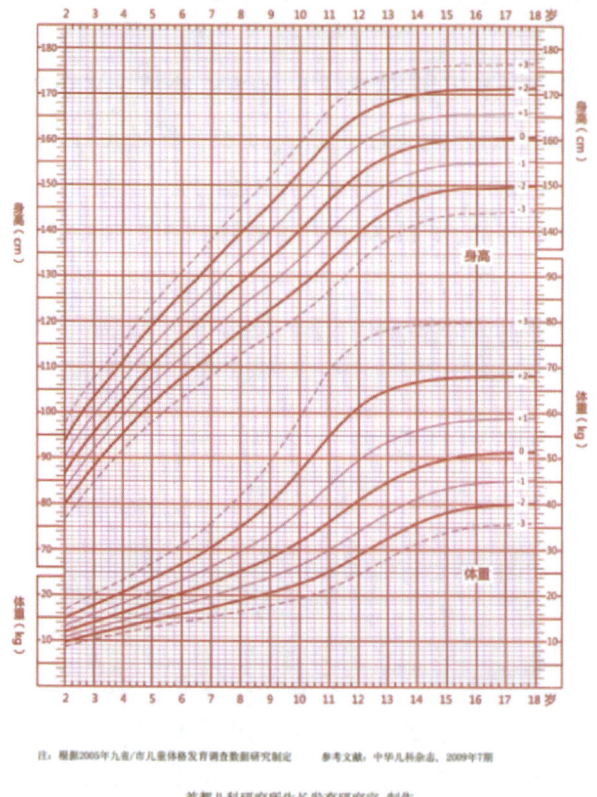

不同年龄、不同性别的身高、体重标准差单位曲线图
（首都儿科研究所生长发育研究室制作）

作为家长，要时刻关注孩子的营养状况。从出生开始，母乳喂养就是最好的选择。如果母乳不够或不适合，那就得及时添加奶粉和辅食。碳水化合物、蛋白质、钙、优质脂肪是孩子成长中不可或缺的一部分。均衡饮食、纠正偏食、坚持运动、充足睡眠等都是让孩子健康成长的关键！

家长们总是担心孩子缺这缺那，尤其是微量元素。但是只要孩子的饮食结构均衡、生长发育正常，没有特别的症状，其实不需要常规检测微量元素。如果真的有疑虑,那就咨询专科医生,结合孩子的饮食、运动、生长发育和病史等情况,一起找出答案。

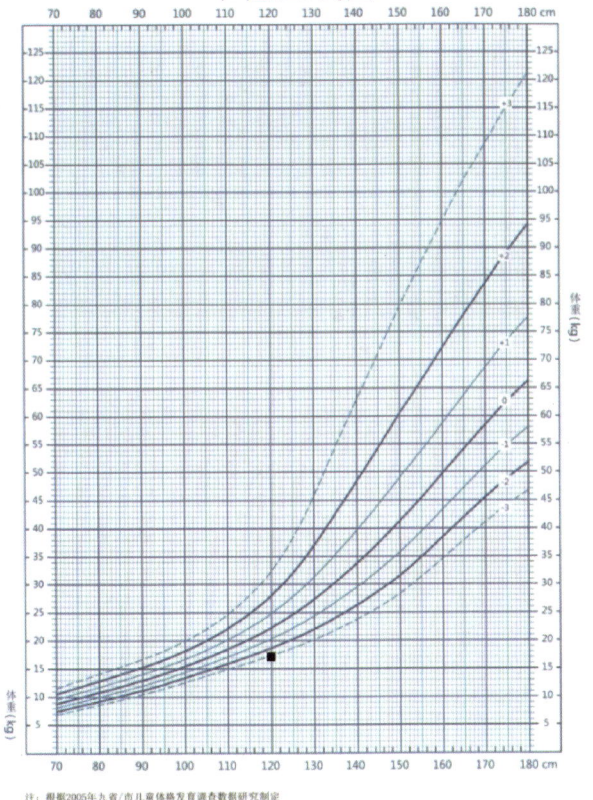

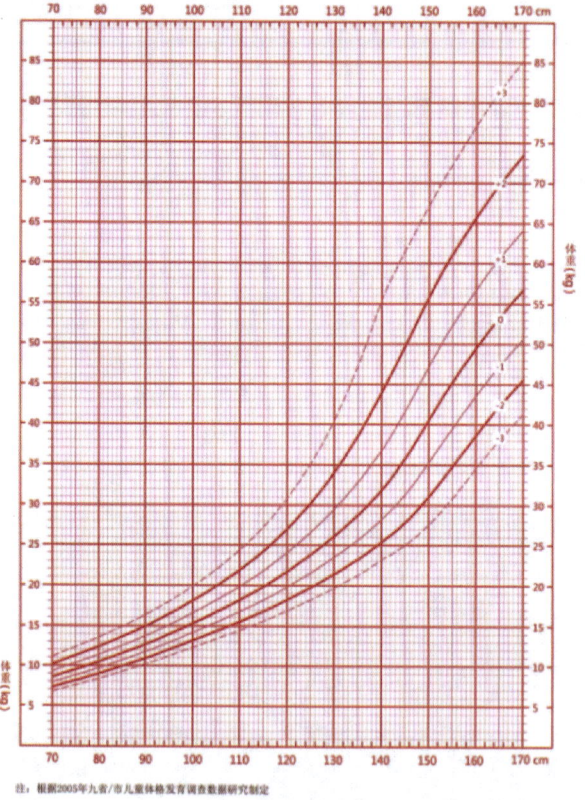

不同性别、不同身高的体重标准差单位曲线图

（首都儿科研究所生长发育研究室制作）

79. 如何判断孩子是否超重

生活实例：妞妞出生时体重3千克，身长50厘米，生后体重增长一直比较快，每年体检体重都超过了同龄女孩2~3千克。2岁以后，妞妞体重增长更快了，每年体重能增长5千克左右，体检时医生也提醒家长要注意控制妞妞的体重。现在妞妞6岁了，当妞妞妈妈看她体重快达到同龄女孩的2倍时，很着急，带着妞妞去医院检查。医生测量妞妞身高123厘米，体重38千克，体重指数（BMI）25.1千克/米的平方，诊断妞妞为"肥胖"。

肥胖是由多因素引起，当能量的摄入超过消耗，导致体内脂肪积聚过多、体重超过参考值范围的营养障碍性疾病。建议年龄≥2岁的儿童使用BMI来诊断，与体脂相关且相对不受身高的影响。

$$BMI = 体重(千克)/身高^2(米的平方)$$

2~5岁儿童可参考"中国0~18岁儿童、青少年体块指数的生长曲线"中的中国2~5岁儿童超重和肥胖的BMI参考界值点。6~18岁儿童可参考"学龄儿童青少年超重与肥胖筛查"中6~18岁学龄儿童筛查超重与肥胖的性别、年龄BMI参考界值点。

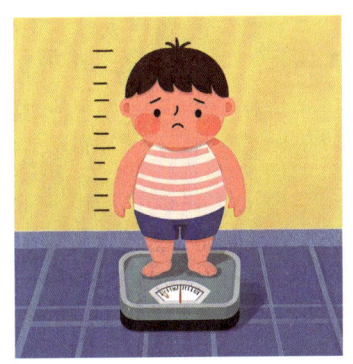

中国2~5岁女性儿童超重和肥胖的BMI参考界值点（单位：千克/米的平方）

年龄（岁）	P3	P5	P15	P50	P85	P90	P97
0.0	11.1	11.3	11.9	13.0	14.3	15.1	15.4
0.5	15.0	15.2	16.0	17.4	19.0	20.1	20.5
1.0	14.5	14.8	15.5	16.7	18.2	19.2	19.6
1.5	13.9	14.2	14.8	16.0	17.4	18.3	18.7
2.0	13.9	14.1	14.8	15.9	17.3	18.2	18.6
2.5	13.6	13.9	14.5	15.6	17.0	17.9	18.3
3.0	13.5	13.7	14.3	15.4	16.8	17.7	18.0
3.5	13.3	13.5	14.1	15.3	16.6	17.5	17.9
4.0	13.2	13.4	14.0	15.2	16.5	17.5	17.8
4.5	13.0	13.3	13.9	15.1	16.5	17.4	17.8
5.0	12.9	13.2	13.8	15.0	16.5	17.5	17.9
5.5	12.8	13.1	13.7	15.0	16.5	17.5	18.0

中国2~5岁男性儿童超重和肥胖的BMI参考界值点（单位：千克/米的平方）

年龄（岁）	P3	P5	P15	P50	P85	P90	P97
0.0	11.2	11.4	12.0	13.1	14.3	15.0	15.3
0.5	15.3	15.6	16.4	18.0	19.7	20.8	21.2
1.0	14.8	15.1	15.8	17.2	18.7	19.8	20.2
1.5	14.3	14.5	15.2	16.5	17.9	18.9	19.2
2.0	14.3	14.5	15.1	16.3	17.7	18.6	19.0
2.5	14.0	14.2	14.8	16.0	17.3	18.2	18.6
3.0	13.7	14.0	14.5	15.7	17.0	17.9	18.2
3.5	13.5	13.8	14.3	15.5	16.8	17.6	18.0
4.0	13.4	13.6	14.2	15.3	16.7	17.6	17.9
4.5	13.3	13.5	14.1	15.2	16.6	17.5	17.9
5.0	13.2	13.4	14.0	15.2	16.7	17.6	18.1
5.5	13.2	13.4	14.0	15.3	16.8	17.9	18.3

（出处：《中华儿科杂志》）

6~18岁学龄儿童筛查超重与肥胖的性别、年龄别BMI参考界值点(单位:千克/米的平方)

年龄(岁)	男生		女生	
	超重	肥胖	超重	肥胖
6.0	16.4	17.7	16.2	17.5
6.5	16.7	18.1	16.5	18.0
7.0	17.0	18.7	16.8	18.5
7.5	17.4	19.2	17.2	19.0
8.0	17.8	19.7	17.6	19.4
8.5	18.1	20.3	18.1	19.9
9.0	18.5	20.8	18.5	20.4
9.5	18.9	21.4	19.0	21.0
10.0	19.2	21.9	19.5	21.5
10.5	19.6	22.5	20.0	22.1
11.0	19.9	23.0	20.5	22.7
11.5	20.3	23.6	21.1	23.3
12.0	20.7	24.1	21.5	23.9
12.5	21.0	24.7	21.9	24.5
13.0	21.4	25.2	22.2	25.0
13.5	21.9	25.7	22.6	25.6
14.0	22.3	26.1	22.8	25.9
14.5	22.6	26.4	23.0	26.3
15.0	22.9	26.6	23.2	26.6
15.5	23.1	26.9	23.4	26.9
16.0	23.3	27.1	23.6	27.1
16.5	23.5	27.4	23.7	27.4
17.0	23.7	27.6	23.8	27.6
17.5	23.8	27.8	23.9	27.8
18.0	24.0	28.0	24.0	28.0

(出处:《中国中西医结合儿科学》)

肥胖产生的因素有以下几大类。

- 环境因素：社会经济、文化、政策、习俗、家庭等层面导致能量摄入增加和身体活动减少的"致肥胖环境"，包括食物选择环境、身体活动环境、父母不良饮食行为和生活习惯的影响、内分泌干扰物的暴露等。
- 自身饮食和身体活动因素：生命早期营养因素，如母亲孕前、孕期体重和营养状况、出生后的喂养情况等，儿童期不健康的饮食结构和饮食行为、较少的身体活动等。
- 遗传因素：近年来越来越多的肥胖相关基因位点被识别，大多数肥胖为多基因背景和环境因素共同作用所致。
- 内分泌代谢性疾病：如皮质醇增多症、甲状腺功能减退症、生长激素缺乏症、性腺功能减退、高胰岛素血症和多囊卵巢综合征，以及下丘脑-垂体病变等。
- 内环境因素：肠道菌群变化可能与肥胖的发生相关。
- 精神心理因素：如精神创伤或心理异常等可导致儿童过量进食。
- 药物因素：导致体重增加的药物包括糖皮质激素、抗癫痫药和抗精神病药等。

> **温馨小贴士**
>
> 　　肥胖不仅是身体形象问题，还会引发各种慢性疾病，如青春发育过早、糖尿病及糖尿病前期、血脂异常、高血压、非酒精性脂肪性肝病、多囊卵巢综合征、阻塞性睡眠呼吸暂停等，还有可能出现儿童心理健康问题，如身体形象障碍、自尊心低下、社会关系受损、抑郁和焦虑情绪，以及外化行为问题。肥胖需要结合病史、体格检查、饮食、身体活动、睡眠和心理行为评估、实验室检查等结果，并通过家长、儿童保健、儿童内分泌、营养等多个科室共同合作，一起给予长期综合照护。

80. 小时候胖点真的好吗

生活实例：香香出生时体重 4.5 千克，纯母乳喂养到 4 个月，4 个月后因母乳不足开始予配方奶喂养，6 个月开始添加辅食，现在正好满 8 个月，体重达到了 10 千克，妈妈看着白白胖胖的香香，心里很是高兴，爷爷、奶奶也常说："长胖点体质好，长大了不容易生病。"但是香香爸爸在网上看到有人说宝宝小时候胖不好，于是香香的父母带着香香去咨询医生。

婴幼儿体重增长跟多种因素有关，包括生命早期营养因素。母亲孕前、孕期的体重及营养状况以及宝宝出生后的喂养情况等会对宝宝的体重产生影响，母乳奶瓶喂养、夜间喂养次数增加、喂养持续时间久、喂养间隔时间短等是导致母乳喂养婴儿体重增加的高危因素，遗传因素、脂肪重聚时间、早期体重指数增长速度，以及是否使用抗生素等也对婴幼儿体重产生影响。

目前很多研究均发现，婴儿期超重、肥胖是学龄前发生超重、肥胖的危险因素，而儿童期超重、肥胖又是导致许多成年后慢性病（如 2 型糖尿病、高雄激素血症、高血压、高血脂、脂肪肝等）的危险因素之一。如果能采取及时有效的方式控制孩子超重或肥胖，对促进儿童、成年期健康都有重要的意义。

婴幼儿期超重、肥胖还有可能导致宝宝运动发育迟缓，如抬头、独坐、爬、走路等落后于同龄儿，还可能因体重增长过快，不及时补充维生素 D 等导致患佝偻病的风险增加。

> **温馨小贴士**
>
> 发生超重或肥胖的年龄越小、越严重,遗传因素导致的可能性就越大,建议对极早肥胖、有遗传性肥胖综合征临床特征或有极端肥胖家族史的患儿进行遗传因素检测,以排除肥胖相关遗传性疾病。同时,婴幼儿期超重或肥胖可能与成年期多种慢性病的发生密切相关,还可能影响婴幼儿的运动发育,以及增加佝偻病的发生风险。应定期体检监测婴幼儿的体重变化,及时干预婴幼儿期的体重过快增长。

关于儿童肥胖的说法是真的吗

81. 肥胖也分不同类型

生活实例：壮壮今年10岁，生下来就是个4千克重的大胖小子，从小到大都是胖乎乎的，近2年感觉越来越能吃，虽然也运动了，但是体重还是直线上升，一年长5千克都不止。看着孩子越来越胖，爷爷、奶奶还挺乐呵，男孩就要能吃会长，妈妈看着壮壮比同龄孩子胖很多，感觉身上的皮肤都撑开了，就有点担心，会不会影响身体发育啊？于是，妈妈带了壮壮去医院，医生仔细检查了壮壮的身体、测量了身高、体重，计算了体重指数，诊断壮壮为"肥胖症：病理性肥胖"。

单纯性肥胖是最常见的肥胖类型。简单来说，就是吃得多、动得少，能量摄入超过了消耗，多余的能量转化成脂肪。孩子肥胖约95％为单纯性肥胖，另约5％为与内分泌代谢病、遗传综合征等相关的病理性肥胖。

病理性肥胖一般是由某些特定疾病或病理状态导致的肥胖，一般除了肥胖表现，还有该疾病的其他临床表现。比如皮质醇增多症有满月脸、水牛背、四肢近端躯干异常肥胖的向心性肥胖表现，同时还有面色暗红、皮肤菲薄等多血质面容等；甲状腺功能减退可有颜面眼睑水肿、便秘、乏力、反应迟钝、情绪低落等表现；生长激素缺乏症除了圆脸、皮下脂肪相对较多，还有比较明显的生长缓慢；高胰岛素血症、胰岛素抵抗患儿除了肥胖，还伴有皮肤皱褶部位、颈部黑色素沉着和过度角化；多囊卵巢综合征患儿除肥胖外，还可有月经异常、痤疮、多毛等表现；下丘脑-垂体病变除了导致肥胖，还可有水钠电解质紊乱、摄食异常、体温调节障碍、意识改变、生长发育异常等。如有肥胖伴其他异常表现，需前往医院进行全面的评估检查，排除有没有其他病理性因素存在，并针对病因进行治疗。

另外，基因变异相关的遗传性肥胖综合征除了肥胖以外，还有其他多系统受累表现。比如普拉德-威利综合征患儿有婴儿期喂养困难而后贪食、身材矮小、肌张力低下、青春期延迟等；劳-穆-比综合征患儿另有性腺发育不良、智力低下、视网膜色素变性、多指（多趾）畸形等表现；孩子精神创伤或心理异常等，导致过量进食而引发肥胖；还有治疗其他慢性疾病的药物，如糖皮质激素、抗癫痫药和抗精神病药等均可导致孩子发胖。

那么，什么情况下要警惕肥胖可能不那么"单纯"呢？

- 短时间内体重迅速上升。
- 总也吃不饱或者不停地想喝水。
- 健康亮起"红灯"，如出现呼吸困难、睡觉打呼噜、头痛、视力模糊的症状，还有血压高、胆固醇高、尿酸高等体征。
- 身高及体重长得特别快或特别慢。
- 不胖的家族里突然多了个"小胖墩"。

这些都是身体在发出"求救信号"，提醒家长及时带孩子就医，进行全面的检查和治疗。

温馨小贴士

当下儿童肥胖已经成为一个严重的社会问题，我国6～17岁儿童超重和肥胖率高达19%，而6岁以下儿童的这一比例也达到了10.4%。肥胖不仅影响孩子的身体发育，让他们面临扁平足、弓形腿等风险，还可能引发性早熟、哮喘、高血脂、高血压、心脏病等一系列健康问题。因此，家长和社会都要高度关注儿童的体重问题，特别是那些有肥胖家族史或疑似症状性肥胖的孩子，更要在医生的指导下积极采取体重控制措施。

82. 脂肪细胞到底是敌是友

脂肪细胞根据其形状和功能可以分为 3 种主要类型：白色脂肪细胞、米色脂肪细胞和褐色脂肪细胞。

(1) 白色脂肪细胞

脂肪组织中最丰富的细胞类型。它们的主要功能是储存能量，尤其是在营养过剩的情况下，把多余的能量变成脂肪储存起来。白色脂肪细胞主要分布在腹部、臀部、腋下和颈部等部位，通过分泌激素和细胞因子（如脂联素和瘦素）来调节能量保持均衡和参与其他生理过程。

(2) 米色脂肪细胞

一种特殊类型的脂肪细胞，存在于白色脂肪组织中，它们具有产热能力，可以通过线粒体氧化途径进行能量合成，帮助人体调节体温和维持能量平衡。

(3) 褐色脂肪细胞

主要分布在新生儿和寒冷环境中的哺乳动物，它们含有丰富的线粒体，具有高代谢率，能够通过非颤抖性产热来维持体温，棕色脂肪细胞在成人中较少见，但在特定条件下可以被激活（如寒冷情况下）。

作为"朋友"的脂肪细胞对身体有以下能量储存、绝缘、保温、缓冲等的帮助：在食物充足时，多余的能量以甘油三酯的形式储存在脂肪细胞中，以备不时之需；提供绝缘层，帮助维持体温，尤其是在寒冷的环境中；作为缓冲垫，保护身体内部的器官免受外部冲击的伤害；能分泌多种激素和细胞因子（如瘦素、脂联素等），这些物质参与调节食欲、能量消耗和免疫反应。

作为"敌人"的脂肪细胞对身体有以下几大危害。

• 过度积累：当脂肪细胞过度积累，尤其是在腹部和内脏周围，易导致肥胖，增加患心血管疾病、糖尿病等慢性疾病的风险。

• 炎症反应：过多的脂肪细胞可能引发慢性低级别炎症，这种炎症与多种疾病的发展有关，包括心血管疾病、关节炎和某些癌症。

• 代谢紊乱：脂肪细胞过多时，可能会导致胰岛素抵抗，这是 2 型糖尿病的一个主要特征。

- 影响生长发育：脂肪过多会导致儿童发育提前甚至性早熟,发生高雄激素血症、多囊卵巢综合征等影响女性生育。

83. 肥胖儿童突然变瘦正常吗

生活实例：小林是个10岁的男孩,平时性格比较文静,不喜欢运动,因此一直都是肥胖体型。最近几个月,家长发现小林脾气比以前暴躁,很容易发脾气,刚开始家长还以为是小林有青春发育期的性格逆反,没有太在意。学校的老师也反映小林上课出现好动、开小差的情况,加上小林体重明显下降,家长就带着小林去医院检查,医生做了体格检查,发现小林出现甲状腺肿大、心率明显加快,考虑小林患了"甲状腺功能亢进症"。

肥胖的孩子突然变瘦可能存在多种原因,其中包括一些正常的生长和发育变化,也可能与潜在的健康问题有关。

(1) 生长和发育

在某些情况下,肥胖儿童可能会经历生长突增期,可能导致体重相对减轻。这种情况通常会伴随着身高的增长,因此看起来"抽条",实际上是正常的生长过程。

(2) 饮食和运动

改变饮食习惯或增加运动量也可导致体重减轻。如果孩子开始采取更健康的饮食习惯或增加体育活动量,体重可能会逐渐减轻。

(3) 潜在疾病

体重突然减轻也可能是某种疾病或疾病并发症的表现,例如消化系统疾病、甲状腺疾病、糖尿病、肿瘤疾病等。

> **温馨小贴士**
>
> 体重变化要重视,肥胖的孩子突然变瘦并不一定是正常的,如果家长或监护人发现孩子体重明显下降,且没有明显的原因,建议尽快寻求专科医生进行评估,以排除任何潜在的健康问题。

84. 肥胖对孩子的肝脏有什么影响

肥胖的孩子可能面临一系列与肝脏相关的健康问题,其中包括以下几个方面的影响。

（1）脂肪肝

肥胖是导致孩子出现脂肪肝的主要原因之一。脂肪肝是指肝脏组织中脂肪堆积过多的情况,导致肝脏受损并影响其正常功能,甚至可能发展为非酒精性脂肪性肝病。

（2）炎症和纤维化

肥胖的孩子可出现脂肪堆积、胰岛素抵抗、脂肪细胞炎症、脂肪酸代谢异常及肝内脂质代谢异常等,这些因素会引起肝脏炎症的发生。随着时间的推移,肝脏组织纤维化逐渐增多,最终演变成肝硬化。

（3）胆囊疾病

肥胖的孩子可出现胆固醇代谢紊乱,容易患胆囊疾病,如胆结石。

（4）代谢综合征

肥胖的孩子往往伴随着发生代谢综合征的风险增加,包括高血压、高血糖、高胆固醇和腹型肥胖等。

（5）肝癌

肥胖的孩子在成年后发展为肥胖成人的可能性高,感染肝炎病毒的风险增加,同时也增加了患肝癌的风险。

温馨小贴士

　　肥胖对肝脏的影响是多方面的，可能导致肝脏脂肪肝、炎症、纤维化等问题，增加发展为更严重肝脏疾病的风险。预防和管理肥胖对于减少孩子患肝脏疾病的风险至关重要，通过健康饮食、适量运动和定期体检来维持健康的体重和生活方式。及早地干预和管理可以帮助减少潜在的肝脏健康问题。

85. 肥胖会影响女孩的月经吗

　　生活实例：小玲是个13岁的女孩，从小都是肥胖体型，不注重健康的生活方式，平时暴饮暴食，不喜欢运动，喜欢熬夜。她在9岁半时出现月经初潮，月经也不规律。早期她的家长没在意，近半年小玲一直没来月经，体毛增多，痤疮明显，家长赶紧带小玲到医院来检查。医生询问了小玲的生长发育情况，进行体格检查和实验室检查等，诊断小玲为肥胖症、多囊卵巢综合征。

　　脂肪组织在体内不仅仅是储备能量的地方，它也在激素的合成和代谢中起着关键作用。

　　（1）雌激素

　　脂肪细胞是体内雌激素的一个重要合成部位，参与调节雌激素的代谢和平衡。雌激素在脂肪细胞中通过雄激素的转化而来。过量的脂肪组织可能导致雌激素水平升高，进而影响乳房发育、生殖系统发育、月经周期。

　　（2）雄激素

　　脂肪细胞也能合成一定量的雄激素，尤其是在女性体内。这些雄激素可能影响体内的激素平衡和生理功能。过量的脂肪组织可能导致雄激素水平的升高,高雄激素水平可能影响月经周期、排卵、生育能力和皮肤状况。

(3) 孕酮

脂肪细胞可以合成一定量的孕酮,也参与孕酮的代谢。孕酮水平过高或过低时,脂肪组织的功能也可能发生变化。

规律月经的出现是生殖功能成熟的重要标志,属于生育期妇女重要的生理现象。出血的第 1 天为月经周期的开始,两次月经第 1 天的间隔时间一般为 21～35 天,平均 28 天。每次月经持续时间称行经期,一般为 2～8 天,平均 4～6 天。经量为一次月经的总失血量,正常月经量为 20～60 毫升。

肥胖的孩子因为脂肪组织过多,长期会影响体内雌激素、雄激素、孕酮水平,这些激素变化可能影响子宫内膜的生长和排出,从而影响月经周期、月经量、排卵、生育能力等方面。

- 性早熟或青春期发育提前:肥胖的孩子因脂肪组织过多,使雌激素水平升高,可能会使女孩出现乳房发育和(或)月经来潮提前,甚至 10 岁前出现月经初潮。
- 青春期功能失调性子宫出血:出现月经频发或稀发,月经过少或大量出血,抑或出现继发性闭经
- 多囊卵巢综合征:肥胖是多囊卵巢综合征的常见诱因之一,通常伴随月经不规律,如月经稀发(1 年内多达 9 个月经周期出现)或闭经(1 年内停经 3 个月以上≥3)、排卵问题和高雄激素水平等情况。

> **温馨小贴士**
>
> 女孩青春期的体重管理很重要,保持健康的体重、均衡饮食、适量运动及定期体检是维持月经规律的重要措施。如果女孩出现月经早发,青春期异常子宫出血等问题,建议及时寻求专业医生的帮助和指导。

86. 睡眠与肥胖有关系吗

生活实例：5岁小男孩坤坤平时不喜欢运动，上幼儿园后，每天吃完午饭后开始午睡。时间长达3.5小时，每天两顿点心，晚上不到8点入睡，第二天早上7点醒来上学。坤坤的体重近半年从20千克增长到30千克，身高112厘米，于是坤坤妈妈带着坤坤去医院检查，被医生诊断为"肥胖症"。

充足的睡眠保证了身体多种生理过程的最佳功能，如免疫系统活动、身体新陈代谢和激素平衡、情绪和心理健康、各种形式的学习和记忆过程。睡眠时间过长的人有较高的肥胖风险。这可能是因为睡眠过长会影响新陈代谢和激素水平。长时间的睡眠可能扰乱身体的生物钟和代谢调节，影响食欲调节激素，如胰岛素、瘦素和胰高血糖素的释放，进而导致食欲异常，且睡眠时间长的同时身体活动减少，缺乏运动，导致身体能量消耗不足。

越来越多研究表明，睡眠不足也是儿童青少年肥胖的重要危险因素。国外有报道，每晚睡眠时间为6个小时的孩子肥胖率达到19%，而每晚睡眠时间达到8.5个小时的孩子肥胖率仅仅8%。睡眠不足引起肥胖的机制复杂，主要与以下3点相关。

（1）激素紊乱

孩子睡眠时间短，会引起晚上和早晨的皮质醇水平升高、褪黑素及生长激素减少、降低葡萄糖耐量、胰岛素敏感性，增加晚上的皮质醇浓度，降低瘦素水平和提高胃饥饿素水平，增强饥饿感和食欲。

（2）容易形成不健康的饮食习惯

睡眠不足更容易引起暴饮暴食。越来越多的研究发现，睡眠不足时，大脑某些区域（如眶额皮层和背外侧前额叶皮层）对不健康食物的反应被强力激活，提高享乐性进食的欲望，增加零食摄入量、每日进餐次数及对高能量食物的偏好，尤其是甜点和糖果、饮料等。白天睡眠较多而夜间睡眠较少的人也是如此。

(3) 运动时间减少

由于睡眠不足而产生的疲劳会使参加体育活动的动力降低，导致体育运动量减少，产生较多的久坐行为、更多的视屏时间，身体的基础代谢率较睡眠充足儿童低，更多的能量就会被身体储存起来。

这三点互相影响，形成恶性循环，进而引起肥胖。国内有研究提示，小于 10 岁的孩子，每晚睡眠时间每少 1 个小时，其 13 岁时发生肥胖的概率将大幅提升。

> **温馨小贴士**
>
> 有研究提示，使用便携式电子设备会缩短睡眠时间，视屏时间对睡眠产生负面影响，尤其是蓝绿光，会降低褪黑激素的循环水平。夜间接触光线会提高警觉性，视频的内容也可能会吸引大脑并使其保持兴奋，从而推迟睡眠时间。因此，睡前半小时尽量不使用电子产品。

87. 肥胖会影响孩子的心理吗

生活实例：安安从小就被称为"小肥妹"，原本很习惯这种的称呼，直到进入小学后，她发现同学们这样叫她的时候总是引来哄堂大笑。由于体型肥胖，安安不擅长体育运动，身体的灵活性、敏捷性不如其他同学，体育成绩总是不能达标。渐渐地，安安变得情绪低落，不爱说话，不愿和同学们一起玩耍，也不想去上学。

肥胖的孩子多体型笨拙，活动不便，在公共场所或集体活动时常受到排挤和嘲弄，是同学们取乐的对象，会因肥胖而被同伴取侮辱性的外号，长期的受挫和打击，自信心严重损伤，自卑感随之形成；因长期被孤立，怕被同学取笑而不敢参加集体活动，即使和伙伴们在一起也有不合群的孤独感；慢慢地，肥胖的孩子因不满意自己的体型而产生心理压力，表现为自卑、焦虑、睡眠障碍等；由于自我意识逐渐降低，对自我躯体外貌评价降低，间接影响了日常的人际交往能力。

研究发现，肥胖孩子的不自信率、社交焦虑率均高于正常体重的孩子，并且存在孤僻、焦虑、抑郁等心理健康问题，易造成孩子的心理损伤和行为偏离，如情绪稳定性差、易怒烦躁、社交困难、自我评价较低等。儿童时期因肥胖而产生的不良心理行为往往会延续至成年。

同时，孩子焦虑、不自信也可能引起抑郁而导致肥胖；以自我为中心、逆反心理强、易急躁的孩子可能更易肥胖。有心理行为问题的孩子往往会摄入更多的食物，特别是高脂肪和高糖的食物，以获得放松和缓解其心理的不良感受，同时，当孩子出现焦虑、不自信等不良感受时，也可能会引起能量或激素代谢失衡，从而影响脂肪的储存，这些心理因素通过影响饮食行为或代谢失衡等机制，进而引发肥胖，肥胖后又会加重心理问题。

对于肥胖孩子的诊治，不仅要关注他们生理方面的问题，更要关注其心理方面的干预。对肥胖孩子进行心理卫生教育、调整孩子的异常心理，在膳食和运动干预的基础上给予心理咨询、辅助减压等措施，更有助于肥胖的孩子恢复身心健康。

那么，家长能为肥胖孩子做些什么？

首先，需要培养良好饮食习惯。家庭膳食推荐低能量、低脂肪、适量优质蛋白质和全谷物。增加新鲜蔬菜和水果在膳食中的比重，尽量避免摄入含糖饮料和过多零食、点心。

其次，需要增强体育锻炼。6岁以下儿童每天进行至少180分钟的身体活动，鼓励多做户外活动，每次静态行为时间或受限时间不超过1个小时；6岁及以上儿童青少年每天累计至少60分钟的中、高强度身体活动（能使儿童身上发热、呼吸急促的活动），每周至少3天安排增强肌肉力量和强健骨骼的活动，每次静态行为持续不超过1个小时，每天视屏时间累计少于2个小时。

最后，需要增加有效沟通交流。多与孩子聊天，倾听他们内心的想法，避免他们的心理状态出现问题,如身材体型宽大导致的心理负担或长期被孤立导致的自卑消极状态等。家长对于孩子不宜一味责备,也不应百依百顺,而是要进行积极有效的疏导和沟通。

温馨小贴士

肥胖的孩子与正常儿童相比,明显自信心不足,常有自卑、孤独感、抑郁等情绪障碍,社会适应能力下降。饮食和运动疗法是不可或缺的,同时有必要针对患儿的心理活动、个性特征、行为问题采取一些心理干预措施,如鼓励、解除精神负担和监督治疗等,来提高肥胖孩子的自信心、自我意识水平,矫正各种行为问题,防止对孩子的心理发展产生不良的影响。

88. 孩子减肥,应该怎么吃

生活实例:龙龙是个 12 岁的男孩,体重 70 千克,比同龄儿童重很多,体型显得很臃肿,体育课跳远、跳高都跳不来,同学们都笑话他是个"胖子"。为此,龙龙变得沉默寡言,甚至开始自卑,饭量也减少了,开始少吃肉,甚至不吃肉。龙龙妈妈见此很是担忧,这可怎么办呀? 于是带龙龙来到医院,医生告诉龙龙妈妈,龙龙确实已经达到"肥胖症"的标准了,需要减肥,但应科学减肥。

减肥的原则是减少能量的摄入和增加能量的消耗,使体脂降低接近正常状态。但减少能量摄入不等同于节食,过度节食会影响儿童身体健康和生长发育。同时对于由相关疾病导致的继发性肥胖或存在肥胖并发症的儿童,需要针对病因或相对应的并发症进行治疗。

肥胖儿童控制饮食不同于成人,儿童属于生长发育期,限制热量摄入的同时，要注意不能影响孩子的身体健康和生长发育，所以要进行合理的饮食调整。建议控制食物的总量，合理选择食物，调整饮食结构和饮食行为。烹饪方式尽量选择蒸或者煮，会更利于孩子减重。不建议通过节食减重、不宜短期内（<3个月）快速减重，家长切记不能使用缺乏科学依据的减肥产品和饮品。在饮食行为上，减少快餐、高脂、高糖食品；进餐时间控制在20～30分钟，进餐期间避免使用电子产品等。

肥胖儿童食物选择红绿灯标签			
分类	优选（绿灯）食物	限量（黄灯）食物	不宜（红灯）食物
谷薯类	蒸煮烹饪、粗细搭配的杂米饭、红薯饭、杂粮面、意面等	精白米面类制品，如白米饭、白面条、白馒头、白面包、粉丝、年糕等	深加工糯米制品，如粽子；高油烹饪类主食，如油条、炸薯条等；添加糖、奶油、黄油的点心，如奶油蛋糕、黄油面包、奶油爆米花等
蔬菜类	非淀粉类蔬菜，如叶类、花类、瓜茄类、果实类等	部分根茎类蔬菜、淀粉类蔬菜，如土豆、芋艿和山药等蔬菜	高糖、高油烹饪的蔬菜，如炸藕夹、油焖茄子等
水果类	绝大部分水果，如浆果类、核果类、瓜果类等	冬枣、山楂、部分热带水果，如香蕉、榴莲、西瓜等	各类高糖分的罐头、水果和果汁
畜禽类	畜类脂肪含量低的部位，如里脊、腿肉、腱子肉、血制品等；少脂禽类，如胸脯肉、去皮肉等	畜类脂肪相对高的部位，如牛排、小排、肩部肉、舌等；带皮禽类；较多油脂、精制糖、盐等烹饪的各类菜肴	畜类脂肪含量高的部位，如肥肉、五花肉、蹄髈、脑花、腩肉等；富含油脂的内脏，如大肠、肥鹅肝等；油炸、红烧等高油、高盐、高糖烹饪的畜禽
水产类	绝大部分清蒸和水煮河鲜和海鲜	较多油脂、精制糖、盐等烹饪的水产类菜肴，如豉带鱼、糖醋鱼等	蟹黄和（或）蟹膏等富含脂肪和胆固醇的河海鲜部位；油炸、红烧等高油高盐高糖烹饪的水产
豆类	大豆和杂豆制品，豆腐、无糖豆浆、低盐豆腐干、低糖豆沙等	添加糖和脂肪含量相对高的豆制品，如腐竹、素鸡、豆沙馅等	高糖、高油、高盐加工的豆制品，如兰花豆、油豆腐、油面筋、咸豆腐等

续 表

分类	优选（绿灯）食物	限量（黄灯）食物	不宜（红灯）食物
蛋乳类	原味乳制品，如纯奶、无糖酸奶、低盐奶酪等；蒸煮加工的蛋类	含有少量调味添加的乳制品和蛋类制品，如含糖酸奶、咸奶酪、少油煎蛋等	含有大量添加糖、油脂加工的乳制品和蛋类制品，如复原乳、果味酸奶、炒蛋等
坚果类	原味坚果，无添加糖和盐	少量盐调味的坚果	大量盐、奶油、糖等调味的坚果制品
调味品类	各种植物油、醋、低盐和（或）酱油、天然植物香辛料等	含大量盐的调味品，如豆瓣酱、酱油等；含大量糖或淀粉的调味品，如果酱、甜面酱等；含大量饱和脂肪酸的调味品，如猪油等	盐、食糖、糖果、含大量反式脂肪酸的调味品，如人造奶油、起酥油等

如果孩子平时不爱吃蔬菜，可能会导致膳食纤维和维生素摄入不足，那多喝点果汁是不是可以补充维生素和膳食纤维？其实，水果榨汁后其中较多的营养成分可能会流失，因此，喝果汁不如直接吃水果。而且通常情况下，果汁当中存在有相对较多的糖分，长期饮用可能会导致热量摄入过多，进而出现肥胖的情况。此外，果汁大多口味酸甜，饮用后可能会由于酸性物质刺激而出现胃液分泌过多的情况，可能会对人体的胃肠道健康造成一定的影响。

建议在日常生活中尽量避免频繁饮用果汁，不利于身体健康的维持，吃水果可以更好地补充维生素和膳食纤维。肥胖的孩子应尽量选择含糖量低的水果，例如柚子、蓝莓、苹果等，避免进食含糖量比较高的水果，如榴莲、香蕉、荔枝等，以及各类高糖分的水果罐头、果脯等。

牛奶里蛋白质含量高，有助于孩子的生长发育，但不能喝太多。牛奶喝多了会加重肾脏负担，造成体内脂肪过量堆积，使皮下脂肪增厚，从而在一定程度上会引起肥胖，也会造成体内钙质过度堆积，从而引起尿路结石的发生概率增加；且牛奶饮品具有饱腹感，喝多了可能会影响其他食物的摄入，造成人体营养结构失衡。

肉类是提供蛋白质的重要来源，不吃肉会导致蛋白质摄入量不足，可能引起孩子免疫力低下、体格发育受影响、记忆力下降、代谢率降低、内分泌紊乱等。肥胖儿童减重过程中,使体脂减少并接近正常状态,又不影响患儿的身体健康和生长发育。建议膳食能量应在正常体重儿童需要量的基础上减少20%左右。

> **温馨小贴士**
>
> 日常膳食食物选择应多样化,注重荤素搭配、粗细搭配,保证鱼、禽、蛋、瘦肉、奶及奶制品、大豆及其制品、全谷物和蔬菜摄入的同时,选择能量较低、微量营养素密度高和血糖生成指数较低的食物,少吃高油、高盐和高糖及能量密度较高的食物。

89. 代餐和减肥药可以帮助减肥吗

代餐通常意味着使用特制的饮料、膳食棒或坚果粥等替代食物,以提供适量的营养,同时减少对普通食物的摄入。这种方法可能在某些情况下有帮助,但也存在一些风险。

- 营养不均衡:如果不正确地使用代餐,可能导致营养不足或过多。
- 心理问题:长期使用代餐可能导致心理问题,如情绪低落、沮丧或不愿进食。
- 食谱不合适:儿童的身体和成年人的身体不同,所需营养也不相同,因此,代餐食谱也应该是针对儿童的。

在考虑儿童使用代餐之前,需要医生全面评估儿童的健康状况、体重、营养状况、心理状况及生活习惯。如果医生认为适合,可以在规定的时间内使用代餐,但必须确保饮食充分、均衡,并且逐渐引导儿童回归正常饮食。

儿童的身体还在发育中,他们的代谢、内分泌系统和生理需求与成年人有很大的不同。减肥药物通常含有对成年人有效的成分,如食欲抑制剂、脂肪燃烧剂等,这些成分可能对儿童的健康产生不良反应。目前国外有一些药物批准用于儿童肥胖症,但是国内还没有任何药物获批。

如果儿童体重问题较严重,应该寻求专业营养师或儿科医生的帮助,制订个性化的、健康的减重计划,而不是依赖减肥药。任何涉及儿童的医疗决策都应基于医学专业知识和儿童的独特需求。

> **温馨小贴士**
>
> 儿童的减肥应该是一个渐进和健康的过程,不应该过于快速。务必在医生的指导下进行,并结合生活方式的改变、饮食结构的优化及适量的运动。

90. 肥胖儿童应该怎么运动

生活实例:自从妈妈带小胖到医院被医生诊断为肥胖症之后,妈妈特别着急,想尽快把小胖的体重减下来。妈妈除了每天按照营养师的要求给小胖做饭以外,还监督小胖进行跳绳、游泳、打篮球、跑步等运动,2天下来小胖全身酸痛,再也不肯动了。

太胖的孩子确实需要运动来增加能量的消耗,以达到减重的目的。运动有很多种形式都可以选择,包括了有氧运动和抗阻训练等。建议以有氧运动为主,比如快走、骑自行车、游泳、球类运动等都可以,可以根据孩子的兴趣来选择适合的运动,可以优先选择对关节负担较小的运动,例如游泳。

要注意循序渐进,根据孩子的接受程度,慢慢地延长每次运动时间、增加运动的频率和运动强度,争取能达到每周3~5次有氧运动和2~3次抗阻运动,并形成长期运动的习惯。短时间内过多的运动容易造成关节和肌肉的损伤,从而导致较长时间内无法运动,可能会起到相反的效果。

这时可能是需要看医生了

91. 孩子肥胖，应该如何就医

生活实例：东东刚上一年级，长得白白胖胖的，看上去很可爱。有一天，东东带了一张学校的体检单回家，上面记录着东东的身高127厘米，体重35千克，体检结论是东东患有肥胖症，建议到医院进一步检查。这可把东东妈妈吓一跳，孩子长得白白胖胖的也是病？要是去医院，该到哪个科室就诊呢？

东东的爸爸认真思考后决定带东东去看儿童内分泌科，因为他发现儿子的"小鸡鸡"似乎比别人小，而且最近还发现儿子的乳房肿起来了。一家三口来到儿童内分泌科。医生细致地测量了东东的身高、体重、腹围、血压，查看了东东的皮肤、毛发、乳房、外生殖器，又拿起听诊器听了心、肺等。然后解释道，东东的乳房肿大可能是胸部脂肪过度堆积所致，"小鸡鸡"其实并不短小，是躲在下腹部的脂肪堆里了；另外，可能也与肥胖的孩子脂肪细胞将雄激素转化成雌激素，导致体内雌激素过多有关系。

经过一些血检和彩超检查等进一步排除潜在的病理性原因，医生判断东东是从小"吃得多、动得少"的不良生活习惯导致的肥胖，且血脂有轻度升高。医生给东东一家讲解了肥胖的危害性，帮助东东定好体重管理目标，对科学减重及并发症的防治提出了建议，并请营养师给东东建立了体重管理档案,根据东东的个人实际情况规划了具体的饮食治疗方案。营养师告诉东东管住嘴的同时还要迈开腿,又评估了东东的运动能力,给东东开了张运动处方,包括运动内容、方式及动作、时长等。针对东东平时性格内向,不爱参加集体活动和户外运动的问题,心理医生对东东进行了心理测试,制订了行为治疗方案。

肥胖是一种慢性代谢性疾病。孩子肥胖应及时到医院的儿童内分泌科或生长发育科及营养科、心理科等就诊,进行专业评估和综合管理。如果医生怀疑孩子是遗传性肥胖综合征,还需进行遗传咨询。孩子减重需循序渐进,切忌急于求成,长期坚持不懈是减重成功的关键,因此要遵医嘱并坚持复查。

当孩子因肥胖就诊时,家长需提供以下信息,以便更好地帮助医生判断孩子肥胖的病因,进行针对性治疗。

(1) 出生情况

胎龄、宫内发育状况、出生时体重和身长、母亲孕期疾病(尤其是有无糖尿病史)。

(2) 生长发育情况

出生后孩子身高、体重增长情况,最好能提供孩子的生长曲线图,医生会根据生长曲线,评估孩子体重的增长是循序渐进的过程,还是有短时期内的突然变化;还有女孩出现乳房发育、男孩出现外生殖器增大等性征的时间,这些信息对医生判断肥胖的病因,有无性早熟等都有重要意义。

(3) 饮食情况

生后喂养方式、辅食添加情况、饮食行为习惯、食物喜好、进餐安排、每顿进餐时间等。最好能提供孩子连续3天的膳食照片。

(4) 运动睡眠情况

孩子主要的活动和运动方式、户外活动时间、每天静坐时间等,这有助于了解孩子体力活动水平,是否存在能量消耗过少的情况;每日睡眠时间、有无失眠熬夜、日间瞌睡等睡眠障碍；有无睡眠中打呼噜或呼吸暂停等。

（5）疾病、用药情况

孩子出生后是否有过疾病或长期用药的情况。

（6）心理健康情况

孩子有无心理行为异常的表现、有无受过精神创伤等。

（7）家族成员情况

家族中是否有肥胖、高血压、冠心病、高血脂、糖尿病等患者，患者与孩子是什么关系，以帮助医生了解遗传背景。

> **温馨小贴士**
>
> 儿童肥胖已日益成为影响儿童身心健康的重要问题，并可造成成年后的一系列疾患。家长应定期检测孩子的身高、体重，并做好记录，最好绘制成生长曲线图。如果孩子出现体重增长过快的势头，应及时带孩子就诊，向医生提供孩子平时的体检记录及日常饮食、运动等详细情况，对医生寻找病因、及时采取有效干预措施以避免孩子发展成肥胖儿童有很大帮助。

92. 哪些肥胖的孩子需要基因检测

平时大家经常听到的基因检测，一般是指一代测序（即 $Sanger$ 测序，指针对特定的候选基因或致病变异位点进行测序分析）和二代测序（如基因包，指对指定的多个基因组成的区域进行测序）等。约10%不到的早发性儿童肥胖可能和单个基因的缺陷有关，儿童肥胖基因检测通常是指通过对肥胖相关基因进行序列分析，了解其遗传因素对体重管理和肥胖发展的影响，医生和家长可以更好地了解儿童的遗传背景，采取更有效的干预措施，比如个性化的饮食和运动方案，预防和管理儿童肥胖问题。这有助于提早介入、调整生活方式，从而降低肥胖对儿童健康带来的风险。

一般来说,家族中有肥胖病史或相关代谢性疾病史的儿童、婴幼儿时期就开始发胖的儿童(尤其是在没有明显不良饮食习惯或运动不足的情况下的)、伴发其他疾病(如糖尿病、高血压、血脂异常、动脉粥样硬化、甲状腺功能紊乱、多囊卵巢综合征等)的儿童需要进行基因检测。其中糖尿病是儿童和青少年肥胖中的常见并发症,多项大样本研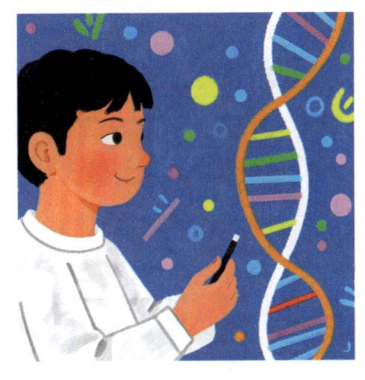究发现肥胖儿童及青少年中糖耐量受损患病率均高于相应的正常体重人群。所以为合并这类疾病的儿童进行基因检测可以作为诊断的辅助工具,帮助医生更好地了解疾病,从而更好地管理和预防疾病。

基因检测只是一种检测技术,且具有相当大的局限性。目前市场上有各种基因检测。就生殖科和产科来讲,夫妻备孕前可以做携带者筛查;试管婴儿过程可以通过基因检测来预防某些遗传病,即植入前胚胎检测;怀孕以后可以做无创 DNA 筛查;高风险孕妇可以通过羊水穿刺对胎儿羊水细胞进行基因检测等。然而,基因检测有检测范围,有假阴性和假阳性率,有漏诊、误诊率,有剩余风险,所以仅仅是检测技术。

曾有报道,夫妻双方都进行了孕前基因筛查,然而生下的孩子却患有罕见病,夫妻抱着孩子万分委屈,不理解,也不能接受,心想:为什么我们做了基因检测,还是无法预防检测范围内的疾病呢?这就涉及携带者筛查的检测范围和剩余风险。

每个人都可能存在遗传的缺陷,所以医学专家们就构思了一种遗传病早期发现的方法,叫携带者筛查,即通过基因检测的方法去发现人体内潜在的突变基因。携带者筛查有 50 多年的发展历史。最初是进行单种族、单基因、单变异筛查,国外对于一些种族容易高发的疾病进行基因检测,如 1970 年在犹太人进行泰-萨克斯病筛查(HEXA 基因)检查;后进展到单种族、单基因、多变异筛查,例如 1980 年在美国进行高加索人囊性纤维化(CFTR 基因)和犹太人的泰-萨克斯病筛查;1990 年我国开始在南方十省进行了地中海贫血筛查(HBA 和 HBB 基因);2000 年美国妇产科医生学会建议多种族、多基因、多变异筛查(HEXA、CFTR、HBA/HBB、SMN1、DMD、

FMR1 基因等）；2010 年美国 Counsyl 公司开发并推广扩展型携带者筛查，美国医学遗传学和基因组学会发布关于产前和孕前进行扩展携带者筛查的声明，建议泛种族的多基因、多变异、多种技术联合的筛查，扩展型携带者筛查将筛查的基因范围最大扩大到 500 多个基因，组合多种基因检测方法，降低携带者筛查的漏检风险。

我们对于基因遗传变异的研究和理解还在进展中，即使联合多种技术，仍然有一些变异未知，或者单用一种技术无法检测到，从而因漏检造成纠纷。基因检测只是一项检测技术，必定有局限性、漏检率、假阴性率和剩余风险。因此，我们需要了解技术、信任技术，但也要明白技术的局限性，不盲从技术，实事求是地应用技术，从而获得最大效益。

93. 孩子肥胖，需要什么样的综合治疗方案

生活实例：经过一系列的检查评估，壮壮被医生诊断为单纯性肥胖（重度），医生告诉壮壮妈妈，壮壮因肥胖引发了脂肪肝、高脂血症、高血压等代谢紊乱的表现，这对壮壮的身体健康十分不利。壮壮妈妈后悔没有早点带壮壮来看病，她急切地问医生有没有什么好的减肥办法，无论付出什么代价都愿意。

肥胖的孩子减重需要采用饮食控制、运动干预、心理行为矫正等相结合的综合治疗方案。

(1) 饮食调整

原则上选择高蛋白、低脂肪、低热量饮食。建议膳食能量在正常体重孩子需要量的基础上减少 20% 左右。尽量选择天然、新鲜的食材，选择脂肪含量较少的肉类，如鸡胸肉、鱼类、蔬菜、大豆及豆制品，增加全谷物和杂豆的摄入；避免食用零食，特别是含糖量高、油脂含量大的零食；饮品选择应以白开水为主，避免过多摄入碳酸饮料、运动饮料等含糖饮料。培养孩子做到不挑食、

不偏食、不暴饮暴食、要细嚼慢咽，一日三餐应定时定量，吃饭八分饱。早餐进餐时间控制在 20 分钟左右，午餐或晚餐约 30 分钟，晚上 9 点以后尽可能不进食。进餐时建议先吃蔬菜，然后吃鱼、禽、肉、蛋及豆类，最后吃谷薯。

（2）运动干预

针对孩子的年龄特点，选择带有趣味性、以有氧运动为主的健身项目，如踢球、体操、跑步、跳跃、滑冰、游泳、跳绳、骑车等，距离比速度更重要。一般每周训练 3~5 次，每次 0.5~1 个小时。运动前要做好热身活动，运动后要进行适当的放松和拉伸。爸爸、妈妈尽量陪伴在孩子身边，这样孩子可能会更乐于坚持。对于壮壮这样重度肥胖孩子，医生特别交代多选择非承重性运动，如骑车、游泳等，以避免下肢负重过久。同时需限制久坐行为，观看电视和其他久坐行为每天应少于 2 个小时。

（3）心理行为治疗

肥胖儿童往往存在心理行为偏差，家长应在医生的指导下应用认知疗法和行为治疗的方法帮助孩子改变一切与肥胖相关的不良生活习惯，慢慢地建立健康生活方式，增强信心，坚持不懈，方能减重成功。

（4）药物治疗

医生建议肥胖孩子只有在合理的生活方式调整干预后，还未能控制住体重的增加，合并症无法改善，才考虑联合改善胰岛素敏感性药物、降血脂药物等治疗，且一定要在医生指导下谨慎使用。

> **温馨小贴士**
>
> 孩子超重、肥胖的预防应从胎儿期开始，准妈妈孕期应将体重指数控制在正常范围，不吸烟，如果有妊娠期糖尿病应精准控制血糖；在婴儿期采用母乳喂养，不要过早地引入固体食物和甜食（液体）；幼儿期应均衡饮食，膳食多样化，粗细搭配，荤素搭配，多吃蛋白质和维生素高的食物。培养良好的饮食习惯。固定家庭吃饭的时间和地点，保证早餐的摄入，进餐时不看电视或其他电子产品，避免把食物作为奖惩的工具，指导和培养孩子选择食物的能力。关注孩子的情绪变化，避免孩子因压力过大而采取不健康的饮食行为。鼓励孩子多参加户外运动，保证

孩子充足的睡眠。定期监测孩子的体重和身高变化,一旦发现体重偏离正常生长曲线,及时寻找原因并进行干预。

94. 为什么孩子脖子的皮肤总是黑黑的

生活实例:最近豆豆的妈妈非常苦恼,因为她发现豆豆脖子的皮肤总是黑黑的。刚开始只是皮肤有些发黑、粗糙,怎么洗都洗不干净,甚至因为搓澡时过于用力把皮肤都搓破了。现在不仅肤色黑,而且局部皮肤还增厚了,出现了纹路。焦急的妈妈赶紧带孩子到医院来就诊,儿童内分泌科的医生经过一系列的评估后发现这一圈黑色可不是"污垢"那么简单,这是一种皮肤过度角化伴局部肤色加深的特征性皮肤病变——黑棘皮病。

黑棘皮病是一种常见的皮肤病变,成人和儿童均可发生。表现为皮肤出现一种粗糙或黑色天鹅绒样的色素沉着斑块,有时可伴有乳头状瘤样改变。皮损好发于颈部、腋下、腹股沟、腘窝等褶皱多的部位。儿童肥胖相关性黑棘皮病又叫假性黑棘皮,是体内过量的胰岛素刺激皮肤表皮角质细胞与成纤维细胞增生,导致角质层角化过度,使皮肤粗糙,颜色变深、变黑。

黑棘皮病本身是一种良性疾病,除影响美观外,通常没有不适症状。治疗方法包括病因治疗和药物治疗,以病因治疗为主。肥胖和超重的孩子首先要控制体重,在恢复正常体重后,大多可消退。

研究发现,黑棘皮病与2型糖尿病密切相关。黑棘皮病是身体胰岛素抵抗的一个报警信号,提示肥胖的孩子可能处于糖尿病前期的高风险,如不关注并及时干预,肥胖孩子的胰岛素抵抗随着黑棘皮病的加重而增加,最终可能发生糖耐量受损和2型糖尿病。所以黑棘皮病也是作为筛查胰岛素抵抗的一个临床表型特征。

> **温馨小贴士**
>
> "早发现、早诊断、早治疗"的"三早"对于孩子的病情也十分重要，如果发现孩子的皮肤异常一定要及时就医，尽早干预以避免发生儿童2型糖尿病、胰岛素抵抗等严重后果。

95. 儿童也会有"三高"吗

生活实例：10岁的轩轩身高只有150厘米，体重却高达68千克，因为马上要上中学了，爸爸、妈妈带他在医院进行入学前的例行体检，竟然查出轩轩有"三高"——高血压、高血糖和高血脂。经医生检查诊断，引起轩轩的"三高"的"凶手"就是肥胖症。

肥胖的原因是体内脂肪过剩，内脏脂肪的含量同样升高，会导致血脂异常——低密度脂蛋白和甘油三酯升高，即高血脂；高血脂的存在进一步引起胰岛素抵抗，胰岛素是人体内唯一的降糖激素，当出现胰岛素抵抗时，降糖能力下降，继而引起高血糖的发生；身体长期处于高血脂、高血糖的环境中，使心血管负荷加重、动脉硬化，导致高血压。肥胖与"三高"之间相互作用，进一步使得人体代谢异常，形成了恶性循环。

预防肥胖，饮食控制有哪些小技巧？

（1）别吃太饱

建议吃饭到七到八成饱的时候，离开餐桌，或者用别的事情转移孩子的注意力，停止进餐。

（2）采用分格餐盘法

选择一个固定的餐盘，分成一个大格，两个小格。进餐时，餐盘的一半放各种绿色蔬菜,四分之一放各种肉类,四分之一放米饭、甘薯、玉米等主食。

（3）记饮食日记

把孩子一天吃的所有食物都记录下来,幼儿的饮食可以由父母记录,上学的孩子每天自己记录。根据食物热量计算孩子每天摄入的热量有没有超标,并在每天固定时间(早上空腹或者睡前)称一下体重。

（4）其他

在吃饭前15～30分钟可以吃个苹果或喝一点水,既可以增加饱腹感,减少饭量,也有利降低餐后血糖;尽量在家就餐,减少在外就餐或外卖;即使在外就餐,也要注重食物多样、合理搭配。

96. 肥胖会影响男孩发育吗

生活实例：8岁的天天长得又胖又壮,从出生到现在阴茎就一直没长过,一开始他的爸爸、妈妈都没当回事,觉得可能是包皮长了点,等长大点就会好。然而如今天天都8岁了,阴茎长度还是只有1厘米多,于是他的爸爸、妈妈非常着急地带着孩子前往医院就诊。医生进行全面体格检查后,对天天的爸爸、妈妈说:"这并不是包皮过长,他的阴茎已经'缩'到身体里面去了,这种情况叫作隐匿性阴茎,导致孩子这种情况的原因在于他太胖了！"

隐匿性阴茎是一种常见的生殖发育异常疾病,发病率为0.68%,仅次于包茎和包皮过长。主要表现为阴茎外观短小,阴茎体缩藏于体内,凸出外面的只有尖尖的小包皮。如果用手将阴茎皮肤向内挤压,阴茎体就会显露出来,但手稍一放开,阴茎体又回缩了。

隐匿性阴茎主要分两种情况。

（1）阴茎发育不良

一般是先天性的,包括阴茎内膜发育异常、包皮过短、包皮腔过小、阴茎皮肤不能包着海绵体,导致阴茎海绵体无法支撑而缩回体内等。

(2) 肥胖

由于肥胖使耻骨前脂肪堆积,造成阴茎海绵体隐藏于耻骨前皮下组织内,不能正常显露。一些肥胖男孩的"小鸡鸡"看起来小,还有可能是因为局部脂肪组织增多,影响性激素的代谢与转化,从而影响外生殖器的发育。

肥胖会限制孩子的阴茎发育,导致成年后阴茎短小;致使孩子尿道弯曲,导致尿线不能前射,尿路不畅,严重会引起尿潴留、尿路感染;还可能导致成年后性功能障碍,从而产生自卑心理。

此外,肥胖还可导致垂体促性腺激素分泌出现问题,降低雄性激素水平,导致成年后睾丸发育不良,甚至产生性功能障碍;肥胖孩子体内堆积过多的脂肪,脂肪中大量的芳香化酶会把体内的雄激素转化为雌激素,从而导致男童乳房发育。可见,肥胖对生殖发育的影响是多方面的。

肥胖孩子的阴茎短小只是外露减少,并不是真正的小阴茎。如果孩子肥胖,怀疑有阴茎短小,家长必须重视,仔细观察阴茎是否外露过短,并及时到医院进行相关评估和干预。

目前,隐匿性阴茎可以通过手术治疗。手术的主要目的是切开、松解狭窄的包皮外口,使阴茎头外露。但对于肥胖导致的隐匿性阴茎来说,由于耻骨前脂肪堆积,术后可能会影响阴茎外观。所以对于肥胖导致的隐匿性阴茎,首先要通过减肥降脂,看减重后阴茎外露过短情况是否可以改善。

97. 肥胖会引起睡觉打呼吗

生活实例:球球6岁了,睡觉总是打呼,爸爸、妈妈认为是睡得太香,就没有在意。可在"睡得香"的情况下,球球在白天还是昏昏欲睡,打不起精神,老师反映球球上课总是走神,注意力不集中,于是爸爸、妈妈带球球到医院就诊。医生说:"球球现在的体重已经达到肥胖标准了,他睡觉打呼并不是睡得太香了,可能是由于太胖了!"

人在正常呼吸时,气流通过口、鼻进入口腔、鼻腔、咽喉等部位,最后进入气管,这期间无论哪一个地方不通畅,都可能发出鼾声,俗称"打呼噜"。

肥胖的孩子全身脂肪都比较多,上呼吸道也不例外,脂肪一多,就会导致气道变窄,再加上睡觉时咽部周围肌肉松弛、舌根后坠,更容易使呼吸不畅,从而引起打呼,严重时可能出现呼吸暂停和慢性缺氧,医学上称阻塞性睡眠呼吸暂停低通气综合征。

由于睡眠呼吸障碍,特别是阻塞性睡眠呼吸暂停低通气综合征的存在,夜间打鼾和反复的呼吸暂停,导致反复发作的缺氧、二氧化碳潴留,而这种缺氧通常会把人"憋醒",如此可导致孩子睡眠碎片化、缩短有效睡眠时间,使白天困倦嗜睡、记忆力下降,严重时还可引起血压升高、心律失常,甚至猝死。

另外,睡眠不足也会导致身体内分泌失调、胰岛素的敏感性降低,从而让人食欲增加,进一步加重肥胖。对于儿童,尤其需要保证夜晚入睡后的深睡眠时间,睡眠时间短及质量不好,会影响生长激素的释放,导致长不高。

肥胖导致睡觉打呼的根本解决办法是减肥。通过减肥,减少气道周围的脂肪,从而使通气顺畅。如果孩子打呼的程度比较重,并且出现了白天昏昏欲睡的情况,需要进一步完善睡眠呼吸监测,了解在睡眠状态下有无呼吸暂停情况,以及是否有缺氧发生。如果存在呼吸暂停及缺氧严重,可能需要在睡觉期间佩戴无创呼吸机帮助通气,直到他减肥后呼吸改善为止。

温馨小贴士

如果孩子有肥胖症状,伴随长期打呼,白天精神不佳,需要及时到医院进行相关评估和干预。当然,平时注意培养孩子好的饮食习惯和饮食结构,加强锻炼,控制体重,远离肥胖,可降低孩子发生打呼的可能性。

98. 肥胖会引起糖尿病吗

生活实例：朋朋今年上高中了，平素身体一直很"壮实"，平时特别喜欢喝饮料、吃甜食。最近他被一件事困扰着，就是经常想上厕所，也总想喝水，体重不增反而减轻了。朋朋的爸爸、妈妈很着急，于是带他去医院就诊。医生经过初步检查后，告诉朋朋父母："这是得了糖尿病。"

糖尿病是一种慢性代谢异常疾病，长期的高血糖可对全身各个系统产生损害。糖尿病可不是中老年人的专属疾病，儿童也可能患糖尿病，而肥胖是导致糖尿病的高危因素，需要高度重视。随着肥胖儿童数量的增加，糖尿病患儿越来越多。儿童糖尿病有很多分型，其中以1型糖尿病多见，1型糖尿病与胖瘦无关，主要是因为胰岛素分泌不足导致。肥胖儿童易患的2型糖尿病，主要原因是胰岛素抵抗为主，伴胰岛β细胞分泌胰岛素不足或相对缺乏。

肥胖是导致糖尿病的高危因素，但是并不是所有肥胖孩子都有糖尿病，糖尿病还和很多其他因素有关，例如是否有肥胖的家族史、肥胖的程度、肥胖的持续时间等，有家族史、肥胖程度越严重、肥胖持续时间越久的孩子，越容易得糖尿病。

建议家长定期监测孩子的体重，了解孩子的体重变化趋势。调整饮食结构，远离重油、重盐和高糖食品，保持良好的饮食习惯，加强体育锻炼，控制体重，避免肥胖。如果已经发展为肥胖，建议前往儿童内分泌科门诊等专业医疗机构进行评估和制订严格的减重计划，尽量减少儿童糖尿病的发生。

99. 孩子抵抗力差需警惕肥胖因素

生活实例：团团现在1岁了，虽然体重遥遥领先，但经常生病，而且每次一生病很难恢复，爸爸、妈妈都很纳闷，明明体格发育这么好，怎么抵抗力就这么差呢？于是爸爸、妈妈带着团团去医院就诊。医生经过询问病史、体格检查后，告诉团团爸爸、妈妈："团团抵抗力差，有可能是因为太胖了"。

肥胖的孩子抵抗力更差，原因可能是来自以下几个方面。

- 胸壁脂肪堆积，压迫胸廓，导致胸廓扩张受限，从而影响肺的通气功能，使呼吸道抵抗力降低，易患呼吸道疾病。
- 脂肪堆积在非脂肪组织的位置上，当过多的脂肪沉积在骨髓或是胸腺中时，就会破坏免疫组织结构和功能的完整性，从而使身体的防御功能下降，导致免疫力降低。
- 引起免疫系统功能紊乱，从而减低免疫力。
- 肥胖的孩子在运动中更容易出现心慌气短、头晕等不适，所以大多数肥胖的孩子不喜欢运动，最终他们因为缺乏锻炼而抵抗力下降。

肥胖不仅可以引起多种慢性代谢病，还容易导致免疫力低下，对成年终身高也可产生不利的影响。过去流感和新冠的疫情中，肥胖的人更容易发展为重症患者，进一步证明肥胖会影响人的抵抗力。

温馨小贴士

肥胖更容易导致孩子骨龄提前，使骨骺提前闭合，虽然在青春期前，身高看起来可能比同龄人高一点，但是到了青春期，骨骺提前闭合导致长高的时间损失，最终的成年终身高将低于同龄人。肥胖是有可能导致成年终身高受损的。

100. 突然变得贪吃，体重飙升是正常的吗

生活实例：璐璐妈妈在孕 38 周时，因胎儿臀位做了剖宫产手术。璐璐出生时只有 2.4 千克重，未发生缺氧、窒息，但生后因喂养困难伴呕奶住进了新生儿科，在住院期间发现璐璐吸奶无力、肌张力低下。治疗后体重增加，但喂养困难的情况没有改善。出院后，璐璐妈妈发现孩子发育落后，生后 4 个月还不能很好地抬头，8 个月还不能独坐，语言和智力发育明显落后隔壁的同龄孩子，个头也长得很慢，喂养困难的情况持续到 1 岁多才好转。在璐璐 2 岁多时又变得特别贪吃，体重一路飙升，到了医院内分泌代谢科就诊，按照医生的建议做了基因检测，结果显示 15q11~q13 区域基因杂合缺失，医生说璐璐得了一种叫"普拉德-威利综合征（PWS）"的先天性疾病。

普拉德-威利综合征是以下丘脑-垂体轴功能障碍为特征的遗传性内分泌疾病，该病的发病率在 1/30 000~1/10 000 之间。遗传机制是由于父源染色体 15q11.2~q13 区域印记基因的功能缺陷所致。该病的确诊主要依靠典型的临床表型及遗传学检测，临床上普拉德-威利综合征表现复杂多样，根据各年龄段的特点也不同。

- 胎儿期：常见表现为胎动减少、羊水过多及臀位产出。
- 新生儿期：主要表现为喂养困难、肌张力低下、特殊面容、生殖器发育不良（如隐睾、阴囊发育不全或阴蒂发育不全）等。
- 婴幼儿期：主要表现为生长发育迟缓，认知、运动及语言发育落后。随着年龄的增长，食欲逐渐旺盛，逐渐发展为肥胖，甚至重度肥胖。
- 学龄期：特征性面容渐渐突出，伴贪食但缺乏饱腹感，身材矮小，逐渐出现脾气暴躁、固执、强迫症等性格及行为问题。
- 青春期：可表现为青春期延迟；由于肥胖可导致相关并发症相继出现，

如代谢综合征、睡眠呼吸暂停、心血管疾病、胰岛素抵抗甚至糖尿病等；脊柱侧弯、骨质疏松也较为常见。

- 成人期：主要表现为肥胖及其并发症，包括心血管疾病、糖尿病和睡眠呼吸暂停。其他表现为精神异常，不孕不育。

另外，在生活中一定需要注意普拉德-威利综合征患儿可能存在的致命性危险，如有口部运动不协调、肌张力过低、多食、狼吞虎咽的进食习惯，咀嚼不充分引起窒息，以及因暴饮暴食导致胃破裂等。

普拉德-威利综合征目前没有特效的治疗方案，只能对症处理，需进行包括内分泌遗传代谢科、康复理疗科、心理科、营养科、新生儿科、眼科、口腔科、骨科、泌尿外科等多学科参与的综合管理。需根据患儿的个体情况进行有效干预。

(1) 饮食行为与营养方面

避免出现蛋白质能量营养不良或肥胖症。

(2) 性腺发育不良及青春期发育问题

及时处理隐睾、性早熟、青春期性激素替代治疗等。

(3) 生长激素治疗

建议在没有禁忌证的前提下，早于 2 岁前开始生长激素治疗，从而改善肌肉组织发育、肌力、摄食能力，尽早纠正代谢紊乱情况。

(4) 其他

肥胖可导致相关并发症及行为心理问题的综合管理。

> **温馨小贴士**
>
> 普拉德-威利综合征患者多数无法生育，患者子女再发风险取决于其性别及遗传缺陷的种类。理论上讲，如果男性为 15q11.2～q13 区域缺失型，其后代普拉德-威利综合征的风险为 50%；如果女性患者为 15q11.2～q13 区域缺失型，其后代患天使综合征的风险为 50%；大多数生育普拉德-威利综合征患儿的正常父母再生育时的再发风险较低($<1\%$)，但一些遗传病因学因素可能导致再发风险升高。建议进行产前遗传咨询，以评估患儿正常父母再生育时的再发风险及选择合适的生育策略。

101. 肥胖的视障儿童

生活实例：莉莉出生后就发现手部有六指畸形，伴有肛门闭锁，莉莉的妈妈以为是怀孕时营养没跟上，或因孕期感冒，才导致孩子出生畸形。医生给莉莉做了六指趾切除术，后续又做了肛门闭锁的分次手术，做完手术之后，恢复得挺好，以为孩子从此就能正常生活了，没想到一系列的连锁症状才刚刚开始。

莉莉3岁左右时，食欲越来越旺盛，以肉眼可见的速度开始发胖，智力发育与同龄孩子相比有明显的落后，视力也开始逐步下降；6岁时去医院检查时，确诊为先天性视网膜色素变性，辗转去各大城市知名医院的眼科检查，眼睛情况也未好转。11岁出现月经初潮，但1年仅来4~5次。于是莉莉的妈妈下定决心来专门的儿科医院给孩子进行全面检查。医生发现，莉莉现在不仅仅有重度肥胖，手指和肛门的发育畸形，视力及智力的发育落后，还伴有性发育及肾脏发育的异常，于是建议给孩子及父母进行基因检测，在等待1个多月后莉莉的病因的谜底终于解开，原来是得了一种叫"巴尔得-别德尔综合征（BBS）"的罕见病。

巴尔得-别德尔综合征是由基因突变引起的疾病，最早由 Bardet 和 Biedl 医生分别于1920年及1922年报道。巴尔得-别德尔综合征的发病率极低，迄今已发现至少26个基因与巴尔得-别德尔综合征相关，不同基因突变引起的巴尔得-别德尔综合征患者临床表现有所差异。

该疾病主要临床表现有视网膜色素变性，又称视杆视锥细胞营养不良，是最主要的症状之一，发生率为94%~100%，病初期患者多表现为夜盲症，继而出现进行性周围性视力丧失、色差辨识度下降，最后视力全部丧失；肥胖的发生率约为89%。

多指(趾)畸形发生率约为79%;性腺发育不良为低促性腺激素性性腺发育不良,男性常见,发生率约为59%,男性常有小阴茎、小睾丸、隐睾等现象;女性大多在青春期时表现为月经周期不规律或多囊卵巢等;智力低下发生率约为66%;肾功能异常发生率约为52%。其他还有神经、消化等多系统异常。

诊断巴尔得-别德尔综合征主要有以下几种方法。

(1) 影像检查

视网膜电图及视觉诱发电位检查可见视网膜色素变性异常;X线片可协助诊断口腔、肠闭锁、骨骼发育异常等疾病;B超可发现泌尿系统、生殖系统、肝脾解剖异常及心脏发育异常等疾病。

(2) 基因检测

二代测序技术仍是巴尔得-别德尔综合征的一线遗传学检测方法,约80%临床诊断巴尔得-别德尔综合征可通过基因检测明确诊断。

巴尔得-别德尔综合征需与其他部分症状重叠的疾病鉴别,如劳-穆-比综合征、阿尔斯特伦综合征和考夫曼眼脑面综合征及普拉德-威利综合征等,这些疾病在临床表现上有相似点,需要综合评估并结合遗传学证据进行鉴别。

目前为止,尚无治疗方法可以治愈巴尔得-别德尔综合征、预防或逆转并发症,但正规的治疗和管理可在一定程度上改善预后。

- 生活方式:针对肥胖进行生活方式干预,包括限制热量摄入、加强运动,专业的运动指导及个性化的饮食方案,积极处理肥胖相关并发症。
- 药物治疗:甲状腺功能减退症、高血压、高血糖、视网膜色素变性及性腺发育不良处理方式同非巴尔得-别德尔综合征患者的指南。
- 视网膜色素变性:控制代谢综合征、高血压或糖尿病等,适当给予血管扩张剂、视神经和视网膜营养药物,并补充微量元素、维生素A、胡萝卜素或叶黄素。
- 肾脏疾病:结构畸形可能需要手术治疗。针对巴尔得-别德尔综合征肾脏病因的预防和治疗,饮食治疗如蛋白质摄入控制,维持水电解质平衡,纠正代谢性酸中毒。终末期肾病患者可考虑透析或肾脏移植。
- 外科治疗:多指或多趾、口腔异常、先天性心脏病、泌尿生殖系统畸形等需要手术干预。
- 其他治疗:基因治疗仍处于研究或临床试验阶段,目前,基因疗法最有可能用于治疗视网膜色素变性。

对于巴尔得-别德尔综合征的患者,孕产前的咨询与遗传学检查必不可少。如果父母均为携带者,孩子有 1/4 可能性得病,患者与不携带相同巴尔得-别德尔综合征基因致病变异的正常人结婚,子代均为携带者,不发病。每一个有巴尔得-别德尔综合征患者的家庭均应该进行遗传咨询,让家长了解该疾病病因、遗传风险等,接受指导后再生育。

对于基因诊断明确的患者母亲再孕时,可在孕 11~14 周取胎盘绒毛细胞或孕 16~22 周的羊水细胞进行致病基因突变分析。孕前可通过第三代试管婴儿技术(胚胎植入前遗传学诊断)在胚胎移植前取胚胎的遗传物质进行分析,检测是否存在相同的致病基因变异。

102. 为什么"管住嘴"了还是管不住体重猛增

生活实例:睿睿 8 岁了,2 年前开始体重增加,每年约增加 10 千克,妈妈想了各种办法控制都没啥效果。近几月睿睿还被查出有高血压,渐渐地面部还出现了痤疮。妈妈很着急,赶紧带他去看医生:"我家娃真的控制吃东西了,但这个肥怎么也减不了!怎么办呢?"医生详细了解了睿睿的情况后说:"睿睿可能不是普通的吃多了东西导致的肥胖,可能是因为患了皮质醇增多症而出现的肥胖。"

皮质醇增多症是一种内分泌疾病,是多种原因引起身体里面的皮质醇增多所致。皮质醇过多导致肥胖,可能与水钠潴留、脂肪分布异常、糖代谢紊乱、蛋白质代谢紊乱等原因有关。不均匀的向心性肥胖(满月脸、躯体的脂肪累积较多,而四肢不肥胖)、脸上和背部有青春痘样的疹子、身体毛发明显增多、血压高等症状提示为皮质醇增多症,后续需做检查明确这个疾病。

皮质醇增多症按病因分型有促肾上腺皮质激素依赖性皮质醇症、促肾上腺皮质激素非依赖性皮质醇症、其他类型。

促肾上腺皮质激素依赖性皮质醇症分为原发性皮质醇增多症和异位ACTH综合征,前者是指垂体瘤或下丘脑-垂体功能紊乱继发于下丘脑-垂体病可引起肾上腺皮质激素增多;后者是指垂体以外的肿瘤(如肺癌、胸腺癌等)可分泌类促肾上腺皮质激素样活性物质,导致肾上腺皮质激素增多,多见于成年人。

促肾上腺皮质激素非依赖性皮质醇症分为肾上腺皮质腺瘤、肾上腺皮质癌、肾上腺结节样增生。肾上腺皮质腺瘤功能自主性细胞增生,分泌肾上腺皮质激素增多,且不受促肾上腺皮质激素的影响;肾上腺皮质癌有增加分泌肾上腺皮质激素的功能,也不受促肾上腺皮质激素影响。

其他类型如医源性皮质醇增多症,因治疗而长期、大剂量使用皮质激素引起高皮质醇血症的一系列表现。

皮质醇增多症在治疗前首先一定要明确诊断及病因,应以改善患者的全身情况为治疗目的,给予高蛋白饮食,适量补充钾盐。如病情严重,应阻断皮质类固醇的合成。

治疗方案主要分为手术治疗及药物治疗。分泌过量促肾上腺皮质激素的垂体瘤可通过手术或辐射清除。肾上腺皮质腺瘤的治疗方法为手术切除,患者在术中和术后都需注意使用可的松替代治疗,良性腺瘤可通过腹腔镜摘除,多发性肾上腺结节样增生可能需要切除双侧肾上腺。在肾上腺全切术后,虽然认为所有的肾上腺组织均已被清除,但仍有少数患者会出现肾上腺组织的再生,且具有功能。异位ACTH综合征的治疗为切除产生促肾上腺皮质激素的非垂体肿瘤。但有些患者的肿瘤为弥漫性,无法切除,此时可用抑制肾上腺的药物。

> **温馨小贴士**
>
> 相对于单纯性肥胖,儿童继发性肥胖发病率更低,病因更为罕见,诊断更为困难。因为继发性肥胖往往合并有原发病或者遗传背景,所以在临床表现上,也比单纯性肥胖更加复杂,并发症也更多一些。明确诊断和病因是治疗这类疾病的关键。在临床上需要高度关注儿童继发性肥胖症,呼吁早发现,早诊断,早治疗。

第四章
那些孩子遗传的知识

孩子先天基因突变,
也是一类疾病。

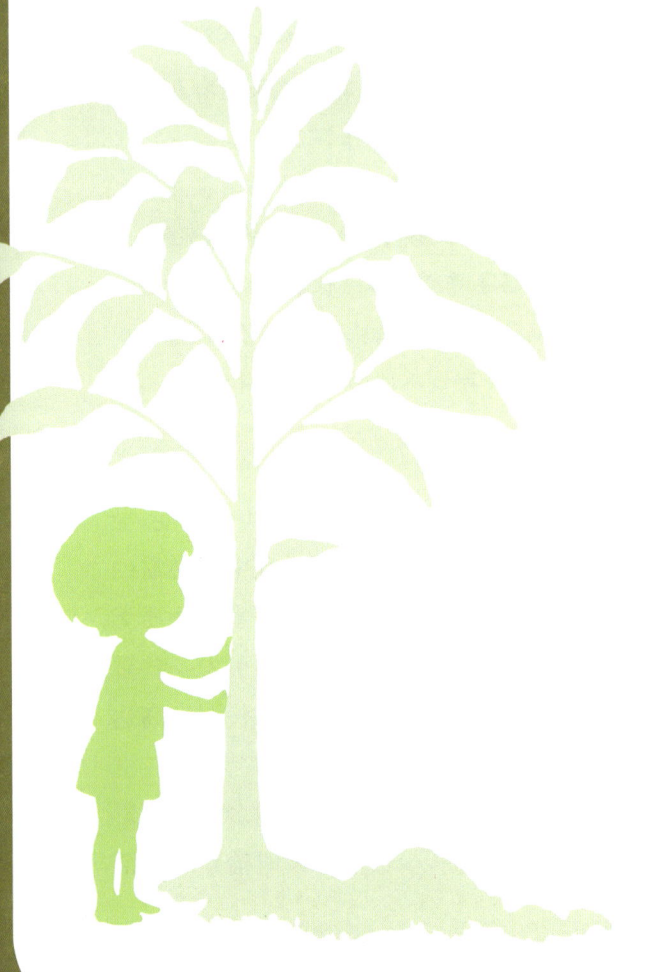

103. 遗传代谢病危害大

生活实例：乐乐出生时哭声响亮，产科医生检查没有发现问题，全家人对于乐乐的到来感觉到无比开心。3个月大的时候妈妈带着乐乐去社区医院进行体检，发现他的脑袋比其他孩子大一点，医生建议继续观察一段时间。等乐乐6月龄时，发现他的精神反应、运动能力比别的小朋友差，脑袋较之前更大，并且会间断出现呕吐，家人们认为孩子脾胃不好、营养不良引起的，给了益生菌进行调理。乐乐1岁半的时候突然出现了抽搐发作，伴呕吐、精神反应差、不肯吃东西，家长紧急将他带到当地医院就诊，医生检查后怀疑乐乐患的是遗传代谢病，进一步查血液串联质谱及尿液有机酸，提示戊二酸血症Ⅰ型，后来基因诊断也证实乐乐得了该病。

乐乐妈妈很疑惑，如果是基因的问题，那她和乐乐爸爸都很正常，孕期和生孩子的时候也很顺利，为什么孩子还会得这个病呢？医生告诉乐乐妈妈，大多数遗传代谢病是常染色体隐性遗传病，这种情况是父母双方都携带相同的致病基因，他们每生一个孩子，就有1/4的概率会得病，而且不同基因突变会导致不同的遗传代谢病。

遗传代谢病又叫先天性代谢缺陷病，是由于孩子的基因发生了突变，导致正常代谢过程中需要的酶发生缺陷，引起孩子正常生理过程中所必需的营养物质合成不足，以及一些生长发育所不需要的物质甚至有害的物质无法被分解排除，在体内形成堆积，增加了孩子身体的负担，从而引发一些重要脏器损伤的疾病。遗传代谢病的种类繁多，目前已知的遗传代谢病高达3 000多种。

大多数遗传代谢病对孩子的危害是很严重的，而且是长期多方面的影响，尤其是在新生儿期发病的孩子，死亡率很高，少数能够及时治疗并存活下来的孩子也大多伴有严重的后遗症。

遗传代谢病可导致全身器官受累，大部分孩子早期可能无特异的临床表现，因此容易漏诊、误诊。新生儿期发病的孩子多表现为喂养困难、食奶量少、体重不增、少动、嗜睡、呕吐、黄疸延迟消退、脱水、皮肤大片状皮疹等。婴幼儿期及儿童期可表现为各个系统的异常，大部分遗传代谢病会影响到神经系统的发育，孩子会表现为运动、言语、认知功能发育落后、抽搐发作、肌无力、肌张力增高、行为异常、大头或小头畸形等。部分疾病影响到消化系统、心脏及皮肤等。另外，部分疾病可延迟到成人期发病，表现为运动障碍、癫痫、精神及心理异常等。

遗传代谢病总的治疗原则是根据孩子的病因和症状选择合适的治疗方法，通过减少有害代谢产物的产生，促进体内蓄积的代谢物质的排出，补充因合成受阻导致不足的必需产物，以达到代谢的平衡。比如选用特殊营养粉治疗氨基酸及有机酸代谢病（如选用无苯丙氨酸的营养粉治疗苯丙酮尿症，使用不含异亮氨酸、苏氨酸、缬氨酸及蛋氨酸的奶粉治疗甲基丙二酸血症或丙酸血症等），采用左旋肉碱治疗原发性肉碱缺乏症，口服甜菜碱治疗同型半胱氨酸血症，使用多巴胺及 5-羟色胺治疗四氢生物蝶呤缺乏症等。

一些遗传代谢病的孩子还可以选择酶替代治疗，如戈谢病、糖原贮积病及黏多糖病Ⅱ型等已有相应的酶替代治疗。对症治疗主要是针对一些并发症或后遗症进行治疗，包括康复治疗、矫正支具的应用、手术等。

温馨小贴士

遗传代谢病对孩子的影响和危害是非常大的，并且多数疾病缺乏有效的治疗措施，因此，早筛查、早诊断对于预防遗传代谢病至关重要，具体措施包括生后 1 周内进行血串联质谱筛查；对于医生认为疑似遗传代谢病的孩子及时进行特异性检查，避免残疾的发生或减轻残疾程度；对于已经确诊有遗传代谢病的孩子应积极进行治疗，家庭应做好遗传咨询，准备再次妊娠的母亲积极进行产前诊断。

104. 遗传代谢性骨病有哪些

生活实例：轩轩今年就要上小学了，但是爸爸、妈妈发现轩轩走路还不是很稳，两条腿像"剪刀"样，两个膝盖靠得很近。于是爸爸、妈妈带着轩轩到医院就诊，医生询问了病情后仔细检查了轩轩的身体状况，发现轩轩的牙齿排列也很不齐，考虑存在遗传代谢性骨病的可能，做了血液检查并拍了腿部X线片，发现轩轩血钙正常、血磷很低，骨骼还有畸形，医生说轩轩得了低磷性佝偻病。

代谢性骨病可能由多种原因导致，包括先天因素和后天因素。先天因素主要涉及遗传因素，如某些基因变异可能导致骨骼代谢异常；后天因素包括生活习惯、环境因素、营养状况及疾病等，例如长期缺乏运动、不良的饮食习惯、暴露于有害物质或继发于某些药物，以及患有某些慢性疾病（如内分泌疾病、神经肌肉病变和慢性肾脏疾病等）。因此，代谢性骨病的种类非常多，均有可能导致儿童骨骼变弱、骨质流失、频繁骨折、生长迟缓和骨骼畸形。

低磷性佝偻病属于代谢性骨病的一种，是一组由于遗传性或获得性原因导致的以低磷血症为主要特征的骨骼矿化障碍性疾病，具有较高的致残、致畸率。发生在儿童期称为佝偻病，主要表现为方颅、鸡胸、肋骨串珠、四肢畸形（下肢膝内翻或膝外翻）、身材矮小等。成人起病者称为骨软化症，表现为乏力、骨痛、体型改变、身材变矮、多发性骨折、活动受限，甚至致残等。

当骨骼的代谢异常时会引发各种代谢性骨病，常见的代谢性骨病包括以下几种。

(1) 骨质疏松症

是一种常见的代谢性骨病，主要表现为骨量减少、骨组织微结构破坏和骨骼脆性增加。骨质疏松症患者容易发生骨折，骨折后愈合速度较慢。

（2）佝偻病和骨软化症

通常与维生素D缺乏或钙磷代谢异常有关,导致骨骼发育不全和骨骼软化。

（3）原发性甲状旁腺功能亢进（减退）症

甲状旁腺分泌的甲状旁腺激素对骨骼代谢有重要影响,当甲状旁腺功能异常时,可能导致骨骼代谢紊乱。

（4）中毒性骨病

长期接触某些有害物质,如重金属、化学物质等,可能导致骨骼中毒,引发代谢性骨病。

（5）其他

如黏多糖代谢异常、马方综合征、佩吉特病等。这些疾病的发病机制各不相同,但同样会对骨骼造成损害。

> **温馨小贴士**
>
> 代谢性骨病最突出的特征包括早期畸形、疼痛,重者可发生骨折,如果不能获得及时就诊并获得准确的诊断,这些症状可能会在今后的生活中持续存在并恶化。早期明确诊断,了解这些疾病的种类和特点,有助于我们更好地预防和治疗这些疾病。同时,保持健康的生活方式和饮食结构习惯,避免接触有害物质,也是预防代谢性骨病的重要措施。

105. 孩子先天性胆固醇高怎么办

生活实例:优优出生后不久,家人就发现优优的小腿、肘关节后面长了些黄色的小疹子,一开始没有在意,后来发现疹子越长越大,就去儿童内分泌专科门诊就诊。医生给优优查了血脂,让优优爸爸、妈妈大吃一惊的是优优的血总胆固醇达到了15.2毫摩/升,比参考范围的上限高了很多,医生说优优得了高胆固醇血症。

人体血液中的胆固醇又可以分为低密度胆固醇和高密度胆固醇,两者之和再加上其他的胆固醇一起称为总胆固醇。胆固醇是人体必需的营养物质,人体自己可以合成,也可以从食物中摄取。高胆固醇的食物主要有蛋黄、动物内脏、海产品等。在正常人中,当饮食摄入胆固醇的量超过了人体使用胆固醇的速度后,就会使胆固醇滞留在血液中,出现胆固醇升高的现象。

在小婴儿中的高胆固醇血症通常意味着孩子对胆固醇的利用能力有所欠缺,这种情况绝大多数都是遗传因素引起的。

婴幼儿胆固醇异常增高或其他血脂异常增高,都要引起重视,特别是家庭中有脑卒中、冠状动脉粥样硬化性心脏病、高血压或者高脂血症患者,更需要引起警惕高胆固醇和其他高脂血症的可能。

106. 孩子先天性尿酸高怎么办

生活实例:1岁时皓皓因肺炎住院,发现血尿酸高达750毫摩/升,比参考范围的上限还高出很多。皓皓妈妈很着急,这么小的孩子为什么会尿酸升高呢?医生仔细询问了皓皓出生、喂养情况,日常表现和排尿、尿色情况,并对皓皓做了详细的体格检查,告诉她皓皓患了先天性高尿酸血症。

尿酸是嘌呤的代谢产物,它的主要来源是人体的遗传物质DNA。在人体新陈代谢、细胞更替的过程中,DNA不断分解形成嘌呤,再转化为尿酸,最后通过肾脏排出体外。除了人体自身会产生尿酸外,食物中的嘌呤,如红肉、海鲜和一些豆类,在消化过程中也会转化为尿酸。当尿酸的产生超过肾脏排泄尿酸的速度时,就会使尿酸滞留在血液中,出现血检尿酸升高的现象。

病理性高尿酸血症又可分为先天性高尿酸血症和继发性高尿酸血症。先天性是指尿酸代谢本身出了问题,而继发性是指因为其他疾病导致尿酸代谢出现异常,而导致尿酸升高的其他疾病有感染、脱水、溶血、缺氧、肾功能不全等。先天性高尿酸血症多为遗传性的尿酸代谢障碍疾病,在人群中较为少见,此类疾病都是因为基因突变导致尿酸无法正常排出体外所致。

先天性高尿酸血症主要影响的器官是大脑和肾脏。目前的医学水平可通过药物来降低血尿酸水平,保护肾功能,延缓肾功能衰竭的时间;对于大脑发育问题,可通过康复训练等方式进行缓解。目前基因治疗方法正在不断发展,有望在不久的将来出现此类疾病的根治方法。

除此之外,疑似先天性高尿酸血症的患者应进行遗传学检查(基因测序),尽可能查明基因突变的来源。

107. 为什么做了产检还是得了遗传病

孕妇从怀孕 8 周起,就可以去一些医院产科建卡,进行规范产检,产检频率按照孕 32 周前,1 次/月;孕 32～36 周,2 次/月;孕 36 周后,1 次/周,一般从建卡起共产检 9～11 次,直至生产。其中比较重要的遗传筛查是孕早期和孕中期的血清唐氏筛查,孕早期 B 超畸形筛查(NT 筛查),孕 12 周至 23 周的无创 DNA 筛查,孕中期大排畸和孕晚期小排畸等。

国内经济和教育水平的提高使得规范产检深入人心,很多孕妇积极进行产检以预防产科并发症和胎儿遗传病,使出生缺陷率降低。然而降低并非完全阻断,仍然有很多先天性畸形的患儿出生。根据《中国出生缺陷防治报告 2012》,国内总出生缺陷率 5.6%,常见疾病如先天性心脏病(CHD)、多指(趾)、并指(趾)、尿道下裂、马蹄内翻、唇裂、腭裂、直肠肛门闭锁或狭窄、脑积水和小耳等。

然而很多遗传病没有畸形,产检甚至出生时不易被发现,如血友病、遗传性耳聋等;很多遗传病新生儿或者婴儿阶段没有表现,如肝豆状核变性、蚕豆病等,这些遗传病胎儿发育正常,在常规产检过程中不能被发现。世界卫生组织统计单基因疾病患者出生率达 1‰,所以遗传病在世界范围内都很常见。

若夫妻一方有遗传病家族史,则患者孕前就需要进行遗传学诊断以明确基因和变异,怀孕早期进行产前诊断。夫妻不管有没有家族史和近亲关系,都可以做孕前携带者筛查帮助分析孩子患隐性遗传病风险;高风险夫妻可以选择辅助生殖技术或者进行早期产前诊断,以预防先天性畸形患儿的出生。在产检过程中任何的筛查结果异常,都可以进行产前诊断,预防严重遗传病患儿出生。如此,最大程度降低遗传病患儿出生风险。

108. 家里没有遗传病患者,为什么孩子得了遗传病

遗传病是遗传物质发生病理性变异导致的疾病,包括染色体病、基因组病、单基因病、多基因病和线粒体病等。遗传变异是与参考基因组相比对不同的变化位点,可以是病理性,也可以是生理性,即良性变异。

人类的遗传物质包括了细胞核内的染色体和细胞核外的胞浆细胞器。人类的染色体是二倍体,有两份拷贝,也就是分别源于妈妈和爸爸的一份拷贝,一共23对,46条。生命的一开始是一个细胞,称为受精卵细胞,是由妈妈的成熟卵子和经过千挑万选的爸爸的成熟精子融合而成,受精卵细胞含有爸爸和妈妈的一半遗传物质包括了卵细胞核、精细胞核及卵细胞质,而卵子和精子在成熟之前经过了一系列的发育过程,遗传物质要进行复制、重组和分离,细胞要进行减数分裂和有丝分裂,这个过程的调控精密而复杂,遗憾的是调控过程总是会产生各种错误,如复制修复错误、重组和分离异常,以至于新生细胞的基因组拷贝总是具有与父母不同的变异,包括复制错误产生的单碱基变异、点突变、插入、缺失等,重组分离异常导致的基因组易位、重复和缺失等。据研究,每一个新生儿基因组携带74个新发单碱基变异,0.02个新发拷贝数变异,如果这些变异涉及病理改变,导致发挥功能的蛋白质、酶类、调控元件异常,则会导致疾病的发生,也就是患遗传病。

父母来源的拷贝可能已经有病理性变异,而父母并不一定有表现,例如隐性遗传病。这种遗传病是父源和母源的拷贝在相同基因上都存在病理性变异,导致这个基因功能不能正常发挥才会产生疾病,只要源于父母一方的拷贝正常,孩子只是杂合携带则不发病。常见隐性遗传病如遗传性耳聋,父母都是杂合携带者不发病,孩子从父母都遗传到了病理变异,1/4概率会发

病，成为基因复合杂合或者纯合患者。

因此，遗传病并非家里一定要有遗传病患者才会产生，而是取决于新生的细胞是否有病理性变异。受精卵细胞是新生的细胞，前无古人，后无来者，它的遗传物质与父母大多相同，但一定有变异，如果有病理性变异并导致细胞功能异常，则会产生遗传和发育疾病，导致遗传病的发生。

109. 已有孩子得了遗传病，还能生个健康孩子吗

遗传学对于首先确诊或者首先发病的患者称为先证者，先证者的诊断至关重要。很多患儿家属就诊的第一句话就是：我们要生一个健康宝宝，一定要没有大宝的毛病。问：第一胎是什么病？这时家属就答不上来了。

先证者即第一胎的临床诊断和遗传诊断都没有明确，就无法评估下一胎的再发风险。解决方法就是要先明确先证者的致病原因。先证者的临床诊断十分重要，需要罕见病专科医生进行一系列检测和评估后给予。

临床诊断建立后，遗传检测项目也可能不同。如第一胎有多发异常，怀疑染色体病，要分析染色体核型和基因组拷贝数变异；第一胎精神运动发育迟滞，怀疑单基因疾病，要查拷贝数变异和单基因疾病；第一胎智力低下、大耳、特殊面容，怀疑脆性 X 综合征，要查 FMR1 动态突变检测；第一胎走路不稳、共济失调，行脊髓小脑共济失调相关基因动态突变检测等。搞清楚第一胎的致病基因和遗传模式，才能分析下一胎再发风险，给予相应的生殖策略和产前诊断建议。

第一胎可能很早夭折，没有样本保留，这种情况往往是非常困难，要进行复杂的遗传病因推断，根据病因检查父母的基因，如果符合需要进行胚胎植入前诊断，也就是俗称的三代试管婴儿。

三代试管就可以高枕无忧吗？三代试管目前准确性较高，可达 95%，也就意味着漏诊、误诊率为 5%，仍然需要通过产前诊断来排除剩余风险，所以产前诊断是必不可少的。因其他基因新发变异在三代试管过程中无法检测，所以三代试管怀孕后需要通过绒毛或者羊水穿刺再次进行遗传检测，做好产前诊断，并且做好定期产检，规范产检可最大程度得到健康宝宝。